"心脑相依"：
老年心理和认知的正念干预

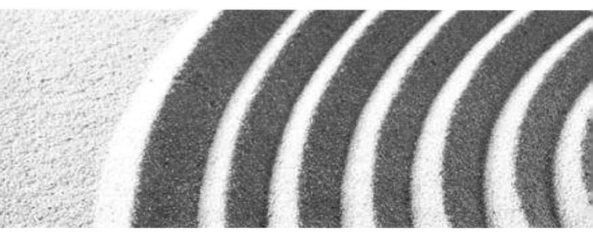

孔 丽 陈啸群 著

U0380337

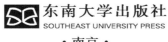

东南大学出版社
SOUTHEAST UNIVERSITY PRESS
·南京·

图书在版编目(CIP)数据

"心脑相依"：老年心理和认知的正念干预 / 孔丽，
陈啸群著. — 南京：东南大学出版社，2022.4
ISBN 978-7-5766-0066-7

Ⅰ.①心⋯ Ⅱ.①孔⋯ ②陈⋯ Ⅲ.①老年人—心理
保健—研究 Ⅳ.①B844.4②R161.7

中国版本图书馆 CIP 数据核字(2022)第 053310 号

责任编辑：胡中正　　责任校对：子雪莲　　封面设计：毕　真　　责任印制：周荣虎

"心脑相依"：老年心理和认知的正念干预
"Xinnao Xiangyi"：Laonian Xinli He Renzhi De Zhengnian Ganyu

著　　者	孔 丽　陈啸群
出版发行	东南大学出版社
社　　址	南京市四牌楼 2 号(邮编：210096　电话：025 - 83793330)
经　　销	全国各地新华书店
印　　刷	南京京新印刷有限公司
开　　本	700mm×1000mm　1/16
印　　张	12.5
字　　数	200 千字
版　　次	2022 年 4 月第 1 版
印　　次	2022 年 4 月第 1 次印刷
书　　号	ISBN 978 - 7 - 5766 - 0066 - 7
定　　价	60.00 元

本社图书若有印装质量问题，请直接与营销部联系，电话：025 - 83791830。

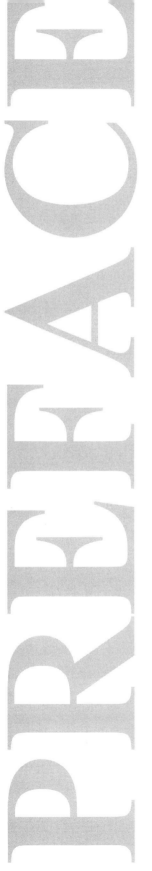

前　　言

伴随我国经济增长和人口结构的改变,人口老龄化趋势日益明显。国家统计局数据显示,2019 年末我国 60 岁及以上人口为 25 388 万人,占总人口的 18.1%(国家统计局,2020)。老年人口的迅速增长,导致与高龄相关的身心健康问题日益凸显。

一方面,年龄增长带来的生理、心理、社会角色的变化,可能让老年人产生一系列心理困扰,乃至引发老年期心理障碍(王大华,王玉龙,2013)。《中国老年健康研究报告(2020—2021)》显示,伴随抑郁、焦虑、压力、孤独等消极情绪产生的"离退休综合征""空巢综合征"在我国老年群体中具有代表性,其中,对我国老年人精神健康状况影响最大的是抑郁(刘甜芳,杨莉萍,2019;刘远立,2018)。研究显示,2010—2019 年间我国老年人的抑郁症患病率为 25.55%(荣健,等,2020)。

另一方面,随着老龄化趋势的凸显,由认知功能衰退导致的老年期认知障碍也呈高发趋势。据统计,2015 年全世界约有 4 680 万人患有痴呆症,预计这一数据每 20 年将翻一番,到 2030 年达到 7 470 万人。其中,阿尔茨海默病是老年人最常见的痴呆形式,占痴呆症病例的 60% 到 80%(世界阿尔茨海默病报告,2015)。与此同时,认知障碍也与老年心理问题紧密相关。认知功能退化可能导致心理问题增加,同时心理问题的产生也会加快认知功能的恶化,增加老年期认知障碍的发病风险(Gallagher et al.,2018)。

由于目前对心理问题和老年认知障碍的药物治疗效果有限（Smart et al.，2017），预防研究成为目前老年健康管理工作的核心（Larouche et al.，2019）。当前对认知障碍的研究正开始从对治疗的单纯关注，转向对临床早期患者的筛查，并在明显的临床症状出现之前制定预防干预措施（Imtiaz et al.，2014）。在认知障碍的早期阶段对老年群体进行适当的非药物干预（Non-Pharmacological Intervention，NPI），被认为是延缓老年人认知障碍恶化的可替代方案（Smart et al.，2017）。

目前主流的老年非药物干预方式可分为心理干预和认知功能训练两大类。虽然两者都从不同方面起到减缓认知衰退和疏导老年心理的作用，但均存在一定的局限。一方面，单一的干预方式无法顾及干预效果的整体性，研究显示心理干预虽能对抑郁、压力等问题有所改善，但对老年人认知功能改善并不明显；另一方面，认知功能训练虽然能一定程度减缓认知功能退化，但对心理问题的干预效果却不显著，同时干预效果的持续性也难以保证（Smart et al.，2017）。因此，目前国内外针对老年人认知障碍和心理问题的干预方案反映，虽然在早期进行非药物干预已成为老年健康管理研究的重点，但目前为止无论在科研还是实践层面，都亟须一套能对老年群体心理和认知功能具有持续的整体效果的干预方案。

如何研究和设计一套对老年人认知功能和心理健康均能有所改善，同时又符合我国国情并具有实践意义的干预方案，既是《"健康中国 2030"规划纲要》方针所指导的研究路线，也是当下老年健康管理研究领域的核心，更是未来完善老龄化状况下社会服务体系的必然需求。这也是笔者写作本书的主要目的。

正念是近年来在心理治疗和认知神经科学领域广受关注的心理疗法，其在改善抑郁、焦虑、成瘾等心理问题方面的效果已有众多循证和脑机制研究支持。在本课题组进行的科学研究和干预实践中我们发现，以正念为基础的团体干预，能对老年人的心理与认知功能两方面同时起到良好的改善效果。但目前大部分以正念为基础的干预方案主要面向青中年人群，而针对老年群体的适应性改编方案和实践极少，适应我国老年人的本土化正念方案更是处于空白。

本课题组聚焦老年心理与认知障碍研究领域，在科研和干预实践中，不断探索并总结出一套适应我国老年人的本土化的结构化正念干预方案。本书旨在阐述本课题组在科研成果和干预实践经验基础上探索出的、面向老年群体的正念干预方案。

本书的老年正念干预方案，以正念的根本哲学为核心，以助人自助为宗旨，以正念减压课程和正念认知疗法为基础,结合我国老年群体的特点,将正念觉察和思维方式融入认知干预、心理干预等多元非药物干预方式和日常生活。通过团体中的正式干预和团体之外的非正式练习,帮助老年人既能在干预中得到改善,又能在干预结束后将正念融入生活。与此同时,本方案路线在延缓和恢复老年人的生理和心理功能的同时,还旨在通过正念课程帮助老年人拥有顺其自然的开阔心态,面对和接纳衰老带来的一系列变化。

全书分为理论篇和实践篇两部分,共十三章。

第一至第三章为理论篇。第一章介绍老年常见心理问题与认知障碍及目前非药物干预存在的局限。第二章对目前正念干预老年心理和认知障碍的科学基础进行综述,包括正念改善心理问题和认知障碍的循证研究及脑科学机制。第三章则着重介绍本课题组的老年正念干预方案,对本方案设计的方案路线和设计目标、干预结构、干预设置、适应我国社区老年人的内容改编进行了详述。

第四至第十三章为实践篇。每一章节对应本干预方案的一个课程主题,共十个课时。分十章节具体介绍每个课时的课程核心、讲解要点、干预设置、所需材料等,方便社工或咨询师读者实践操作。

尽管本书是一部论述以正念为基础的面向老年群体的结构化干预手册,但并非试图创造所谓的"新型"疗法,而是旨在集众家之所长,结合我国老年群体的现实状况和本课题组的科研成果与干预实践经验,对现有的老年非药物干预方案进行改良和拓展,希望对老年群体的心理问题和认知功能起到切实的改善效果。

本书除了适合社工、心理咨询师、志愿者等在老年群体工作中参考,也适合老年朋友们自主阅读。在本书对应章节,还附有正念干预中的练习指导语文字稿,方便读者练习和查阅。

孔丽　陈啸群
2022 年 1 月

目　　录

第 1 部分　理论篇

第一章　老年心理问题和认知障碍的干预现状
···（003）
　第一节　老年常见心理困扰与干预现状
··（003）
　第二节　老年认知障碍 ·······························（006）
　第三节　老年心理问题与认知障碍的非药物干
　　　　　预现状 ·····································（008）

第二章　正念干预老年心理和认知障碍的科学基础
···（012）
　第一节　正念对老年心理问题的改善 ···（012）
　第二节　正念对老年认知功能的改善 ···（014）
　第三节　正念干预老年心理与认知功能的神经
　　　　　机制 ······································（016）

第三章　基于正念的多元非药物干预方案 ···（018）
　第一节　方案路线和干预目标 ··········（019）
　第二节　干预内容概述 ·····················（027）
　第三节　团体设置 ····························（031）
　第四节　团体工作人员 ·····················（043）

第 2 部分　实践篇

第四章　正念干预课程一：认识正念——葡萄干练习
···（049）
　第一节　首次干预前的注意点 ··········（049）
　第二节　课程概况 ····························（052）
　第三节　内容要点与示例 ···············（053）

　　第四节　课程材料 ……………………………………………… (061)

第五章　正念干预课程二:觉知当下——身体扫描 ……………… (065)
　　第一节　课程概况 ……………………………………………… (065)
　　第二节　内容要点与示例 ……………………………………… (066)
　　第三节　课程材料 ……………………………………………… (077)

第六章　正念干预课程三:培养定力——正念呼吸 ……………… (079)
　　第一节　课程概况 ……………………………………………… (079)
　　第二节　内容要点和示例 ……………………………………… (080)
　　第三节　课程材料 ……………………………………………… (087)

第七章　正念干预课程四:聆听情绪——联结情绪与身体反应 … (090)
　　第一节　课程概况 ……………………………………………… (090)
　　第二节　内容要点和示例 ……………………………………… (091)
　　第三节　课程材料 ……………………………………………… (098)

第八章　正念干预课程五:由专注向开放觉察过渡 ……………… (101)
　　第一节　课程概况 ……………………………………………… (101)
　　第二节　内容要点和示例 ……………………………………… (102)
　　第三节　课程材料 ……………………………………………… (104)

第九章　正念干预课程六:顺其自然——探索内在体验 ………… (106)
　　第一节　课程概况 ……………………………………………… (106)
　　第二节　内容要点和示例 ……………………………………… (107)
　　第三节　课程材料 ……………………………………………… (111)

第十章　正念干预课程七:培养出离——想法不是事实 ………… (113)
　　第一节　课程概况 ……………………………………………… (113)
　　第二节　内容要点和示例 ……………………………………… (114)
　　第三节　课程材料 ……………………………………………… (118)

第十一章　正念干预课程八:自我关怀——做自己的内在盟友 … (120)
　　第一节　课程概况 ……………………………………………… (120)
　　第二节　内容要点和示例 ……………………………………… (121)
　　第三节　课程材料 ……………………………………………… (127)

第十二章　正念干预课程九:慈心冥想——对自己和他人心怀慈悲 ……… (130)
　　第一节　课程概况 ……………………………………………… (130)

第二节　内容要点和示例 ……………………………………………………（130）

第三节　课程材料 …………………………………………………………（135）

第十三章　正念干预课程十："处处皆是禅"——将正念带入生活 ………（137）

第一节　课程概况 …………………………………………………………（137）

第二节　内容要点和示例 …………………………………………………（137）

第三节　课程材料 …………………………………………………………（139）

附　录

附录 A　正念结合八段锦练习指导语 …………………………………（145）

八段锦预备势 ………………………………………………………………（145）

附录 B　常见老年心理与认知量表 ……………………………………（153）

B1　蒙特利尔认知评估基础量表（MoCA-B） …………………………（153）

B2　简易精神状态评价量表（MMSE） …………………………………（155）

B3　主观认知下降问卷（SCD-Q9） ……………………………………（157）

B4　认知储备指数问卷（CRIq） …………………………………………（157）

B5　老年抑郁量表（GDS-15） …………………………………………（159）

B6　焦虑自评量表（SAS） ………………………………………………（160）

B7　压力感知量表（PSS-14） …………………………………………（161）

B8　世界卫生组织生存质量测定简表（WHOQOL-BREF） …………（161）

B9　匹茨堡睡眠质量指数量表（PSQI） …………………………………（163）

B10　正念五因素量表中文版（FFMQ） …………………………………（165）

参考文献 …………………………………………………………………（169）

致谢 ………………………………………………………………………（189）

第 1 部分
理论篇

　　理论篇共分三章。首先,我们介绍老年期常见的心理问题和认知障碍及对二者的干预现状。其次,在此基础上进一步探讨正念干预老年心理和认知障碍的科学基础。最后,本书在前人的干预方案基础上,结合本土国情,提出一套针对老年群体的正念干预方案。本部分主要是为计划实施老年正念团体干预的带领者,如心理咨询师、心理治疗师、社会工作者等而准备的理论基础介绍。

第一章　老年心理问题和认知障碍的干预现状

第一节　老年常见心理困扰与干预现状

老年常见心理问题

（一）老年期抑郁

抑郁是最为常见的老年心理问题,其主要症状包括长时间的心境低落,兴趣或愉快感丧失,精力减退,易感到疲劳,注意力集中障碍;自我评价过低;认知障碍以及自杀倾向等(Yang et al.，2015)。与其他抑郁症群体不同的是,老年期抑郁症患者的悲伤情绪主诉不足(Blazer et al.，2001),多数情况下会伴随躯体疾病和认知功能受损,有较高的致死率和致残率,对患病老年人的身心健康有着严重损害(Diniz et al.，2014)。

近年来,老年居民抑郁比例呈逐年上升的趋势。根据 2018 年的抽样调查结果显示,老年居民的抑郁症状发生率为 30.7%,有近三分之一的老年居民出现了不同程度的抑郁症状(杨婷,等,2021)。而且相较于城镇,农村老年居民更容易出现抑郁症状;在性别上也有明显差异,女性发生抑郁症状的风险要显著高于男性;未婚、离婚及丧偶的老年居民比已婚且同居的老年居民更容易患抑郁;同时,抑郁也会受到文化程度及收入的影响(Lei et al.，2014)。

目前老年期抑郁的药物治疗效果并不理想。研究显示,患者在首次接受为期6 周的抗抑郁药物治疗后,仅 30%～50% 的病例有效(杨志寅,2015)。此外,由于老年人的代谢速度较慢,老年抑郁患者服用抗抑郁药物的副作用比年轻患者更为严重 (Pruckner & Holthoff-Detto, 2017)。而抑郁症状的缓解可以有效改善老年人的生活质量,降低自杀风险,也能提高其整体健康水平(孙新宇,等,2017)。目前,针对这一问题,越来越多的非药物干预手段逐渐被应用到临床治疗当中（韩君,等,2021）。

（二）老年期焦虑

焦虑通常表现为对已经发生或即将发生的事件产生担心不安、紧张害怕等情绪,同时也会出现一些伴随性症状,包括烦躁、易疲劳、注意力集中缺陷、易怒、肌肉紧张以及睡眠障碍等（Goodwin et al.，2017）。老年焦虑主要表现为轻度症状,且通常与老年抑郁共病（Stanley et al.，2009）。

老年焦虑问题较为普遍,有多方面原因。首先是身体方面的原因。对于患有一种或一种以上的慢性躯体疾病,且有长期服药史的老年人,他们的焦虑得分普遍偏高（饶顺曾,等,2002）。一些常见的老年人疾病,如糖尿病,其共病焦虑（32.05%）的概率是正常人的二至三倍（彭焱,等,2021）。其次是心理方面的原因。老年期会经历生理功能的退化及社会角色地位的变动,这些因素很容易导致老年人出现失落、孤独、抑郁、焦虑等消极情绪,尤其是老年期可能会经历的一些重大的生活事件,如丧偶、再婚、丧子、老年经济危机等,对老年人的精神打击更加严重（位新建,2012）。

另外,还有其他因素,如性别、文化程度等也会影响老年焦虑。研究发现,女性老年人的焦虑水平要显著高于男性;文化程度对老年人焦虑起到调节作用,文化程度越高的老年人的焦虑程度越低,原因可能在于文化程度高的老年人有更多的机会参与到社会活动中,从而起到调节情绪的作用（杨桂凤,等,2008）。还有研究发现,社会福利和健康水平也对焦虑水平有显著影响（邱扶东,2001）。

（三）老年孤独

孤独感是个体对自身社交质量的主观感受,是一种封闭的、弥散性的心理状态,个体会感到自身被外界隔绝、排斥,经常性地体验寂寞、孤立、无助、郁闷等不良情绪以及空虚感,进而产生苦闷心情（杨静,等,2012）。有研究显示,在所有老年人心理问题中,一半以上都是孤独心理问题（陈新国,等,2014）。孤独心理问题如果不能及时解决,很容易带来其他消极影响,严重损害老年人的生活质量。

老年孤独的原因有很多,如生理的老化、缺少社会支持、失婚或丧偶、对闲暇时间的利用状况较差等,这些因素导致老年人更容易产生孤独感（刘甜芳,杨莉萍,2019）。长期的孤独感会使老年人出现偏执、消极以及抑郁的负面情绪,其社会活动兴趣也会下降,严重者甚至会主动回避户外活动。同时还会出现饮食下降,通常伴有便秘及睡眠不好,出现体重明显减轻的症状。长期经历孤独感的老年人会产生严重的脱离现实感,同时也会伴随着明显的失落感及对社会家庭的无用感(王惠利,李黎,1995)。孤独感也与老年人的身体健康状况有关,自评健康状况可以很好地预测老年人的孤独感得分,身体疼痛很可能增强老年人孤独感(Emerson et al.,2018)。

(四)老年睡眠障碍

睡眠障碍是指睡眠质量的异常或睡眠过程中发生某些临床症状,表现为睡眠和觉醒的正常节律交替紊乱,包括多种因素导致的失眠、嗜睡、睡眠呼吸障碍及睡眠行为异常等。睡眠障碍不仅使患者生活质量下降、工作效率降低,还使免疫功能下降,导致多脏器功能紊乱,引起全身各系统疾病。

睡眠障碍会对个体身心健康带来严重损害。睡眠障碍会严重损害个体的记忆和执行功能。对于老年人来说,睡眠片段化对其记忆和其他认知功能损害更为严重。睡眠质量的持续性下降可能是认知障碍的前期表现(Sateia,2014)。进一步的研究也证实了这一观点,存在睡眠障碍和日间功能障碍的老年人,其患认知功能障碍的风险更高(刘威,等,2021)。除此之外,睡眠障碍也会增加老年人患抑郁症的风险,存在睡眠障碍的老年人,其抑郁的检出率为无睡眠障碍者的两倍以上(韩悦,石婷婷,2021)。同时,长期的睡眠障碍也会增加老年人患心血管疾病的风险,《中国心血管健康与疾病报告2019》首次将睡眠障碍列为心血管病的危险因素之一(吴静涵,等,2022)。

有很多因素会导致老年人出现睡眠障碍。首先,身体功能的退化以及身体健康情况的下降,致使老年人很容易出现睡眠较少的现象。与年轻人相比,老年人疲劳后,反而会出现难以入睡的情况,即使入睡,也很难达到理想的睡眠质量(卢启冉,等,2021)。研究显示,处于共病状态的老年人出现睡眠障碍的概率更大(刘文艳,吴炜炜,等,2020),一些身心疾病及其并发症,如心血管疾病、抑郁、认知功能障碍和肢体残疾等,会对患病个体的睡眠产生不同程度的影响。其次,因患病而被迫长期服用药物,以及因服用药物而带来的种种不良反应,也会进一步导致睡眠质量下降(杨源,等,2021)。

另外,老年睡眠障碍的风险因素也包括性别、收入及有无配偶等。研究表明,随着年龄的增长,老年人患睡眠障碍的风险会越来越高。其中老年女性比男性更容易患睡眠障碍,可能是因为女性在家庭中承担的角色定位不同,同时还与女性激素分泌水平变化和家庭经济地位带来的压力不同有关;相较于收入较低的老年人来说,年均收入高的老年人反而更容易患睡眠障碍;无配偶的老年人比那些有配偶的老年人更容易患睡眠障碍(吴晓军,等，2021)。

（五）疼痛障碍

疼痛障碍是严重影响老年人身心健康的因素之一(常国胜,等，2016)。老年持续性躯体形式疼痛障碍(PSPD)是一种无法用生理疾病或躯体障碍解释的持续性反复疼痛。调查显示,老年人躯体形式障碍患病率为 5.4%（Grabe et al.，2003)。

老年持续性躯体形式疼痛障碍的发病可能受到遗传、人格、生理、心理、社会及家庭环境等诸多因素的影响(毛椿平,等，2017)。其社会及心理基础主要表现为部分老年人习惯于情感压抑,一方面压抑的情绪会表现为躯体症状,另一方面,他们用躯体症状来获得他人的关注,从而避免暴露内心情感上的冲突。同时持续性躯体形式疼痛障碍与抑郁和焦虑有较高的共病率,长期的疼痛感也可导致焦虑状态（吴文源,等，2003)。六成以上的躯体形式疼痛障碍患者会同时报告抑郁状态,近三分之一的患者会出现严重的抑郁情绪（程祝强,等，2018)。

疼痛障碍患者会存在明显的述情障碍,他们通常不会通过言语表达自己的内心感受,而是通过器官上的疼痛表现,来获取他人的关心注意(申景进等，2014)。在我国老一辈的潜意识里,他们通常被要求克制忍耐,极少关注内心世界,在遇到情绪冲突和心理问题时,会选择以压抑的方式解决处理,因此也易被该症找上门来,形成"中国式抑郁"和心身疾病。

第二节　老年认知障碍

一、认知障碍的概念

认知功能由多个认知域构成,包括定向力、注意、记忆、计算、分析、综合、理解、判断、执行能力等,认知功能障碍是指多个认知域发生功能性障碍,导致神经系统退行性病变(李舜伟,2006)。根据病程的严重程度,分为三个主要的阶段:主观认知下降（Subjective Cognitive Decline，SCD)、轻度认知障碍（Mild Cognitive Impairment，MCI)及阿尔茨海默病(Alzheimer's Disease，AD)。

（一）主观认知下降

主观认知下降(SCD)为认知障碍的最初始阶段,又被称为痴呆临床前期(周路路,等，2021)。SCD阶段患者的认知功能相对于正常老年人有些许下降,但没有达到 MCI 或 AD 的程度,即患者主观感受到自身的记忆等认知功能不及从前,但客观的神经心理学检查结果并未达到 MCI 与痴呆患者水平(周路路,等,2021)。临床纵向追踪显示,15 年内约 60%的 SCD 人群将发展成 MCI 和 AD(Reisberg, Gauthier,2008)。

SCD 被认为是 AD 的风险因素。有研究表明 SCD 具有类似于 AD 的病理改变,如脑内淀粉样蛋白沉积、白质纤维损害、海马和内嗅皮质等脑区的灰质体积萎缩(Snitz et al.,2015)。因此,SCD 很可能是延缓 AD 疾病进程的重要时间窗口(Li et al.,2016),也成为能够实现早期 AD 靶向干预不可或缺的重要一环。

(二)轻度认知障碍

轻度认知障碍(MCI)被认为是痴呆的前驱阶段,即介于正常衰老与老年痴呆之间的一种中间状态(Kirova et al.,2015)。根据流行病学研究,每年 10%—30%的 MCI 患者转变为 AD,而正常老年人每年转化率仅 1%~2%(张玉莲,等,2017)。一项对 MCI 老年人进行 9.5 年随访的研究中发现,在随访的第 5 年有60.5%的 MCI 发展为 AD,有学者推测随着年龄增长,大多数甚至所有 MCI 患者病情都将加重并最终发展为 AD(Morris et al.,2001)。

MCI 患者常伴随多种症状。其中最明显的是记忆功能的衰退,主要表现为短时记忆能力和流体智力的下降(Kirova et al.,2015)。另外,MCI 患者也常伴有一些异常的精神、行为症状,主要表现为抑郁、焦虑和烦躁不安,进而影响 MCI 患者的自身日常生活能力,比如睡眠质量下降、生物节律改变、饮食不规律等(Vogt et al.,2017)。

(三)阿尔茨海默病

随着中国人口老龄化问题越发严重,与老年群体相关的疾病也日益凸显。阿尔茨海默病(AD)是老年人最为常见和严重的疾病之一,是一种神经退行性疾病,也是目前发病率最高的老年痴呆类疾病(刘颂,2014)。1990—2017 年,中国 AD发病率从 53.22/10 万上升至 127.00/10 万,死亡率从 13.63/10 万上升至 34.71/10 万,发病率和死亡率都约为 30 年前的 2.5 倍(刘晓伟,等,2021)。

AD 患者的临床症状主要表现为记忆功能、注意力、计算能力的衰退,如对新近的事物易忘,对新知识的习得有困难,很难集中注意力于正在发生的事情上,易分神易分心,数字运算能力衰退等。AD 不仅严重影响患者家庭,而且给社会也带来沉重的经济与心理负担。如何在明显的 AD 临床症状出现之前,制定有效的预防干预措施,是目前国内外对老年痴呆症管控研究的重点,也将是未来推动老年健康管理服务的必然需求。

二、老年心理问题与认知障碍的相互影响

随着社会老龄化问题的日益突出,老年心理问题与老年认知衰退也得到了更多的关注。认知障碍与老年心理问题紧密相关,认知功能退化可能导致心理问题增加,同时心理问题的产生也会加快认知功能下降的恶化,增加老年期认知障碍的发病风险。

老年心理疾病是老年认知障碍的风险因素。Chetelat 研究表明抑郁症是导致 MCI 恶化成 AD 的潜在可变因素之一(Chetelat et al.,2017)。对 2010—2019 年间中国老年人抑郁症患病率的研究分析显示,中国老年人抑郁症患病率为 25.55%,并且有抑郁症状的患者认知功能衰退加速(董永海,等,2014)。因此,较高的老年抑郁症患病率可能会增加我国老年人 AD 的发病风险(Barnes et al.,2013)。

老年群体的认知障碍也会对其心理产生很大的影响。研究表明,当老年人认为衰老必然伴随认知功能下降时,其生活幸福感会明显下降,自我效能感降低,进而强化对衰老的消极认知,严重时会出现抑郁、焦虑等心理问题(杨莹,2019;Prince et al.,2015)。同时,由于认知障碍限制了老年人的工作、活动能力,会降低其生活自主性,从而影响老年人生活质量与主观幸福感(李逢战,等,2014)。这些都可能会给老年群体带来消极情绪,导致心理问题的出现。

因此,老年心理问题与老年认知障碍并非单独存在,而是互相影响的。如何找到对认知障碍和心理问题具有整体干预效果的治疗方式,也是老年健康管理研究领域需要思考的方向。

第三节　老年心理问题与认知障碍的非药物干预现状

一、干预现状

非药物干预(Non Pharomacological Intervention,NPI)是指人们通过药物治疗以外的方式促进健康、预防以及治疗疾病(Abraha et al.,2017)。由于现行对 AD 等认知功能障碍的药物治疗效果有限(Smart et al.,2017),在早期阶段进行非药物干预,越来越成为认知障碍防治研究的重点。

根据干预类型,可将目前针对老年人的非药物干预分为认知功能干预和心理干预两大类。认知功能干预主要包括认知刺激疗法(Aguirre et al.,2013)、认知训练(Strobach et al.,2016)、运动训练(Pollock et al.,1994)等,其原理为试图教授老年人补偿性或恢复性的认知方法,来达到恢复认知功能的效果(Simon et al.,2012)。心理干预则以多种心理疗法为主,例如怀旧疗法(Woods et al.,2018)、心理教育(Nyandra et al.,2018)、认知行为疗法(Peng et al.,2009)、人际关系疗法(Douglas et al.,2004)、音乐疗法、艺术疗法(Im & Lee,2014)等,主要针对老年人精神行为状况进行干预。

先前的循证研究显示,认知功能类干预和心理干预都能在一定程度上改善老年人的认知功能和心理问题。对 MCI 老年人的认知训练干预研究显示,经过认知训练的老年人在记忆能力、执行功能、视空间、注意等认知功能方面都能获得改善(Buiza et al.,2008;Buschert et al.,2010;Ngandu et al.,2015)。针对老年人的多种心理非药物干预研究也显示,干预后老年人的主观幸福感、自尊、生活满意度、睡眠障碍、抑郁等均有改善(Banisi,2019;Gencarelli et al.,2021;Koch et al.,2019;Kwon et al.,2021)。

二、目前非药物干预方案的局限

尽管认知训练和心理干预都从不同方面起到减缓认知衰退和疏导老年心理的作用,但两者均存在一定的局限。

首先是干预效果和维持性的不确定。追踪研究显示,认知训练虽然可以改善 MCI 患者的特定的认知功能,但通常改善的幅度较小(Rodakowski et al.,2015),所改善领域对日常功能的迁移作用也有待研究(Willis et al.,2006),并且研究显示不同干预方式的维持效果并不一致(Rebok et al.,2014;Rodakowski et al.,2015)。

其次是干预效果的整体性,目前的干预方式难以对认知功能和心理同时起到整体的干预效果。元分析显示,虽然认知训练对改善 MCI 患者的认知功能具有显著效果(Reijnders et al.,2013;Simon et al.,2012),但对抑郁和焦虑症状等心理问题的干预效果并不明显(Simon et al.,2012)。而对于多种心理干预的研究显示,心理干预虽然可以改善 MCI 患者的心理状况,但证据不支持其改善认知功能的效果(Hoogenhout et al.,2012;Orgeta et al.,2015)。因此,单方面的认知训练和心理干预都不能对 MCI 患者的心理和认知功能具有持续的整体干预效果(Larouche et al.,2019),尚没有某种干预方式能同时改善老年人的心理和认知状况。而由于目前社区或养老机构条件限制,能进行单方面认知训练或心理干预已属不易,更不用要求多种非药物干预方式并行(刘远立,2021)。

同时,目前老年人对非药物干预的参与积极性尚待提高,并非所有的老年人都愿意主动参与非药物干预(Park,Bischof,2013)。由于老年个体心理的特殊性和老年群体的多样性,单一的干预方式很难深入老年人内心世界,部分干预方式可能让老年人产生抵触情绪。在干预实践中笔者发现,一些文化程度较高或刚从工作岗位退休的老年人,对手指操、脑锻炼等认知训练方式阻抗较强,认为这类练习低估了他们的智力水平,感到自尊受到挑战,因此不愿参与或参与积极性不高。

三、正念作为非药物干预的优势

近年来,随着正念疗法在老年领域的应用,研究发现,将正念疗法作为非药物干预方式,有望对老年人心理状况与认知功能方面同时起到改善效果(C M Smart,S J Segalowitz,2017)。

一方面,对正念改善心理相关问题的研究可谓汗牛充栋。基于正念的干预对缓解抑郁、焦虑症状以及防止抑郁复发、提高个体的有效情绪调节能力、维持情绪稳定性、增强主观幸福感和提高生活质量等方面都有显著效果(汪芬,黄宇霞,2011b)。

另一方面,对正念的认知神经机制研究发现,正念练习会使脑灰质密度增加(Hölzel et al.,2011；Lazar et al.,2005),改变默认模式网络的唤醒(Brewer,Worhunsky,2011；Brewer et al.,2011；Shaurya Prakash et al.,2013),并能激活涉及注意力、身体觉察(Farb et al.,2013)和情绪调节(Tang et al.,2014)的相关脑区,这些大脑区域也都是 AD 退化的区域。初步的循证实验结果表明,正念干预可能对 MCI 和 AD 最相关的大脑区域产生积极影响(Wells et al.,2013)。同时,也有纵向追踪实验显示,正念团体对参与者认知功能的改善也具有良好的维持效应。一项使用正念干预 AD 患者的纵向研究发现,后续追踪过程中,正念练习可以维持参与者的认知功能两年以上(Quintana-Hernandez et al.,2016)。有关正念改善老年心理和认知功能的科学基础,本书会在第二章进行综述。

正念的核心机制是通过培养觉察和转变心理模式带来改善,在干预实践中笔者发现,这种特殊机制使正念练习能与多种非药物干预方式巧妙结合,并且能让成员深入运用到日常生活中。这使得以正念为基础进行干预,能在锻炼认知和身体功能的同时培养觉察和调整心态,起到身心脑同时锻炼的效果。参与过程也因多种非药物干预方式与正念练习的结合而不再重复单调,变得生动有趣,成员们的抵触情绪也会降低,并且即便回到日常生活中也能自主练习和运用。关于正念如何从多个方面帮助老年人带来改善以及具体的干预方案设计,本书会在第三章详述。

第二章　正念干预老年心理和认知障碍的科学基础

第一节　正念对老年心理问题的改善

正念源于佛学，古巴利文为"sati"，意为觉察、注意和记忆。觉察和注意与当今的含义近似，而记忆不是指对过去事件的记忆，而是要记得时时刻刻提醒自己：记得保持觉察。早在 2 500 年前，人类就开始对正念加以实践，通过培养对思维运作和物质世界本质的洞察，来消除不必要的痛苦（Siegel et al.，2009）。

现代正念最广泛的定义是"有意识且不加评判地关注当下每时每刻的经验"（Kabat-Zinn，2003）。以这种特殊的方式去注意，能培养对当下体验的专注和觉察，逐渐转换心理和认知模式，从自动引导的惯性行为模式中解脱出来（Segal，2008）。对正念心理机制的探讨，我们会在实践篇中逐渐展开。

随着研究的广泛开展，正念被越来越多地融入现代心理治疗，多种基于正念的疗法被开发出来。如最初提出现代正念定义的 Kabat-Zinn 开发的正念减压疗法（Mindfulness-based stress reduction，MBSR）（Kabat-Zinn，2018）；融合认知行为疗法的正念认知疗法（Mindfulness-Based Cognitive Therapy，MBCT）；Hayes 等人开发的接纳承诺疗法（Acceptance and Commitment Therapy，ACT）（Hayes，2004）；Linehan 等人开发的辩证行为疗法（Dialectical Behavior Therapy，DBT）（Linehan，1993）等。这些融合了正念元素的冥想练习和心理疗法，被称为基于正念的干预（Mindfulness-based therapy，MBT）（Chiesa & Malinowski，2011）。

基于正念的干预在临床干预中受到广泛关注和应用。如在抑郁（Segal et al.，2018）、焦虑（Hofmann et al.，2010）、物质成瘾（Bowen et al.，2009）、躯体障碍（Zhang et al.，2016）、精神障碍（Goldberg et al.，2018）等，均有应用基于正念的疗法进行治疗或辅助干预。近年来，学者们也开始将正念应用到老年心理健康和认知功能障碍领域。

一、正念对老年负性情绪的改善

老年人随着年龄增长,身体机能退化,社会角色转变,社会支持减少。这一系列变化易导致心理上的不适应,引起抑郁、焦虑、压力、孤独等各种心理问题,对此及时干预是很有必要的(常瑜,等,2017;张颖,等,2018)。

研究发现,正念水平与情绪存在显著相关。高正念水平的个体能感受到更多的积极情绪和更少的消极情绪;反之,低正念水平的个体感受到更多的消极情绪(Schutte,Malouff,2011)。以往研究也表明,正念干预对改善个体负性情绪效果显著,能提高个体的情绪调节能力,正念水平高的个体更易接纳负性情绪(Arch,Craske,2006;Chambers et al.,2009)。

正念干预对老年群体接纳消极感受、合理管控情绪的效果同样显著。一项针对社区老年人的随机对照试验(Randomized Controlled Trial,RCT)证明,正念减压疗法(MBSR)在帮助老年人调节情绪方面效果显著。具体表现为个体在积极情绪的快乐、兴趣、唤醒三个维度上得分增加,在消极情绪维度上得分明显下降(Gallegos et al.,2013)。这反映正念干预可以有效减少老年人的消极情绪体验。

正念针对具体的老年心理问题也能起到良好的改善效果。其中,Young 等和Javanmardi 等人的研究表明,MBSR 有助于降低老年人的抑郁与焦虑水平,减少其整体情绪困扰(Javanmardi et al.,2020;Young,Baime,2010)。在正念基础上联合自我关怀干预,有助于提升个体的应对策略和心理弹性,降低老年人的压力水平(Perez-Blasco et al.,2016)。另外,Crsewell 等的研究结果显示,经过 MBSR 干预后,老年人的孤独感水平降低,心理健康水平有所提高(Creswell et al.,2012)。

二、正念提升老年幸福感和生活质量

提升个体的幸福感和生活质量对健康老龄化具有重要意义。研究表明,正念水平可以正向调节个体的精神幸福感和生活满意度(Bester et al.,2016)。通过提高老年人的精神幸福感和生活满意度,能进一步改善其身心健康,提升整体幸福感和生活质量(Diener,Chan,2011;Nelson,2009)。

多项研究证明了正念训练干预对提升老年人幸福感和生活质量的有效性。常瑜等针对离退休的中老年人实施干预,验证干预对幸福感和生活质量的作用。试验中干预组接受 8 周正念行为训练,对照组为一般心理疏导。两组结果对比显示,离退休老年人经过正念干预,生命质量和主观幸福感显著提高(常瑜,等,2017)。

基于正念的干预可以改善老年人的睡眠质量和饮食习惯（Wong et al.，2017）。另外，正念以团体辅导和情绪干预的形式，增加了老年参与者之间的人际互动，降低了老年人的孤独水平（Fountain-Zaragoza & Prakash，2017）。这有利于减少促炎基因的表达，降低身体炎症的发病率，提高老年人的身体状况（Creswell et al.，2012）。老年人的健康水平越高，其执行能力和生活质量也越高，生活幸福感随之增强。因此，坚持正念生活有助于老年人提升生活质量，享受幸福晚年（张秀敏，等，2017）。

第二节　正念对老年认知功能的改善

一、正念改善老年注意力

随着认知老化，老年人在日常活动中更易受内外环境中无关刺激的干扰，引起注意力分散。而注意是正念冥想的核心机制。根据监控与接纳理论（Monitor and Acceptance Theory，MAT），练习保持注意觉察状态，即正念的关键环节（Dahl et al.，2015）。目前已有多项研究为正念改善老年人注意力提供了依据，具体表现在注意控制、执行注意、持续性注意力和选择性注意这几方面（贺淇，王海英，2020）。

正念练习能促进老年个体的注意控制，防止老化过程中的注意减退，提高老年人的执行注意能力。一项针对社区老年人正念水平对走神倾向与注意控制影响的研究显示，干预组在评估注意力的 Go/No-Go 任务与持续性操作测试中得分均高于对照组。由此得出，正念水平与注意控制呈正相关，与走神呈负相关（Fountain-Zaragoza et al.，2016）。可见练习正念对注意控制有着重要意义，高正念水平的老年人更易控制和调节自身注意力，防止走神影响日常任务的完成。Sperduti 等在探讨长期冥想对注意能力保护作用的研究中，运用注意网络任务（Attentional Network Task，ANT）对比无冥想经验的老年人、长期冥想的老年人和无冥想经验的年轻人间执行注意的差异。研究结果表明，长期冥想的老年人在执行注意上与年轻人几乎无显著差异，说明正念干预用于提高注意力效果显著（Sperduti et al.，2016）。

另外，正念冥想干预用于改善老年个体的持续性注意和选择性注意也有很大益处。Maclean 等与 Colzato 等的研究结果表明，正念组老年人在干预后，视觉敏感度增强，警觉性提高。练习正念降低了注意瞬脱（Attentional Blink，AB），减少了认知资源的不必要分配，提高了老年个体的持续性注意力和选择性注意力

(Colzato et al.，2015；MacLean et al.，2010)。

二、正念改善老年记忆力

除了改善注意力之外，正念练习过程中老年人的记忆力也能得到提高。研究发现，MBSR 等干预方式可以改善老年人的记忆功能，延缓认知老化引起的记忆衰退。Smart 等对 SCD 老年人进行 MBSR 干预的评估结果显示，经过 8 周的干预，干预组相比对照组记忆抱怨减少，记忆效能增加(Smart et al.，2016)。

在即时回忆、延迟回忆、工作记忆和情境记忆上等多种记忆功能上，正念干预都表现出良好的改善效果(高弈宁，等，2021)。美国圣路易斯和圣地亚哥地区的一项临床研究表明，MBSR 能缓解主观记忆下降的老年人的抑郁担忧情绪，并提高其即时回忆能力(Wetherell et al.，2017)。Berk 等进一步聚焦正念干预对记忆障碍老年人的效果，自我报告与定性分析结果显示，8 周的 MBSR 干预后，老年人的记忆抱怨减少，延迟回忆能力显著提升(Berk et al.，2018)。

Zeidan 等通过为期四次的正念训练结果，证明了短期的干预即可达到提升工作记忆的效果(Zeidan et al.，2010)。练习正念对工作记忆容量起到了保护作用，使老年参与者在思维灵活性上表现更好(Gothe et al.，2014；Jha et al.，2010)。另外，正念训练也提高了老年人的情境记忆能力。针对健康老年人进行正念干预后，Tam 等通过故事回忆法评估老年人的情境记忆，发现老年干预组的情境记忆能力改善明显(Tam et al.，2017)。综上，长期练习正念对预防老年记忆问题具有可行性和有效性。

三、正念改善老年整体认知功能和执行功能

正念作为一项有效预防认知老化的非药物干预，有助于老年人保持良好的执行功能和认知功能，确保老年人的活动自主性与正常生活能力，对维护晚年尊严感和生命质量有着重要意义。

在验证正念对执行功能干预效果的相关研究中，Gallant 等发现正念通过改善个体抑制能力、更新工作记忆和转移思维定势，进而综合提高老年人的执行能力。长期练习正念，工作记忆更新和思维定势转移会提升更为明显，执行功能也会得到更为显著的改善(Gallant，2016)。

近年来，越来越多的研究证实正念训练干预老年认知功能的实质性疗效。其中，Wong 等针对 MCI 患者进行的为期 8 周的团体干预结果显示，患有 MCI 的老年人在特质正念和认知功能方面明显提高。并在一年后随访中发现，坚持练习正

念的老年人，其执行功能和认知功能表现出更大改善（Wong et al.，2017）。我国的一项临床 RCT 研究也表明，正念冥想能提高认知症老年人的认知功能与元认知水平，减缓认知老化的进程（毛丹，房芳，2018）。

第三节　正念干预老年心理与认知功能的神经机制

正念干预老年人的生理、心理与认知方面效果显著，因此越来越多的研究聚焦探索正念作用于老年人心理与认知功能的神经基础。大量研究表明，长期练习正念者和无正念练习经验者相比，在神经生理活动和脑功能与结构上均存在显著差异（汪芬，黄宇霞，2011a）。

脑电（Electroencephalogram，EEG）研究结果显示，θ 波是一项能够可靠反映正念的脑电指标。个体在正念训练下 θ 波波幅增大，且正念水平越高，θ 波波幅变化越明显（Lomas et al.，2015）。Tang 等在持续研究中发现，整体身心调节法（Integrative Body-Mind Training，IBMT）能增强前扣带回和相邻的前额叶皮层 θ 波的活动水平，使个体在注意力、工作记忆和问题解决上表现更好（Tang et al.，2015；Tang et al.，2007；Tang et al.，2019）。这说明了正念能调节大脑神经电活动，提高老年人的认知加工水平。

近年来，研究多采用核磁共振（Magnetic Resonance Imaging，MRI）等大脑成像技术探究正念干预效果引起的脑功能与结构的变化。与正念相关的脑功能研究表明，正念干预可以改变前额叶、扣带回等特定脑区的激活模式，促进个体情绪与认知水平的提高（余媚，等，2012）。Huang 等研究发现，丧失亲友的老年人在接受 8 周的正念认知疗法（Mindfulness-Based Cognitive Therapy，MBCT）后，抑郁悲伤水平降低，与情绪相关的后扣带皮层和丘脑区的激活水平也随之降低。MBCT 还通过减轻负性情绪对认知加工的干扰，提高了老年人的执行控制能力，使老年人情绪调节能力和认知功能均得到提高。这对干预老年人的死亡焦虑也有一定的指导意义（Huang et al.，2019）。

正念相关的脑结构研究也表明，长期练习正念会导致相关脑区的灰质形态及网络结构发生变化，涉及脑岛、海马、前额叶、枕颞叶等脑域（Chételat et al.，2017）。如研究发现，正念训练使脑岛区域的灰质密度增加，脑结构网络全局效率发生变化（Fam et al.，2020）。全局效率（global efficiency）是衡量大脑网络信息传递的指标，这说明正念练习有助于老年人建立更为有效的信息处理与沟通网络，对

MCI 与 AD 大脑连接障碍能产生积极的改善效果。另外,基于正念的干预对大脑海马区也起到一定的保护作用,海马体的萎缩或损伤是老年认知障碍的预测指标,通过正念改善海马体积与认知功能可以有效预防老年认知症(Fotuhi et al.,2016)。

基于 MRI 的研究对全脑网络的监测还发现,正念练习会改变默认模式网络(Default Mode Network,DMN)的唤醒,促使大脑默认网络内的功能连接加强。DMN 与注意网络中的任务正网络(Task-Positive Network,TPN)成负相关,老年人 DMN 抑制减弱更易出现走神、冗思、执行控制下降等症状。通过正念加强DMN 的完整性与联结性,从而起到改善注意力与认知功能的作用(Creswell et al.,2016;Prakash et al.,2014;Ramírez-Barrantes et al.,2019)。

第三章　基于正念的多元非药物干预方案

前几章我们已经讨论到，以正念为基础的团体干预，有望对老年人的心理与认知同时起到改善效果。但目前大部分以正念为基础的干预方案都主要面向青中年人群或抑郁、焦虑等特定心理症状患者，而针对老年群体的适应性改编方案和实践极少。

目前已有的面向老年的干预方式主要有以下四种：

1. 使用正念录音。

2. 直接沿用 MBSR 或 MBCT。

3. 在 MBSR 或 MBCT 基础上结合老年特征进行一定改编。

4. 结合 MBSR 或 MBCT 与其他认知或心理干预的多元干预。

部分研究由于条件限制使用正念录音进行干预，没有现场带领者进行反馈和指导，实际干预中现场氛围和老年人的参与积极性会受到影响，难以保证干预效果。多数方案直接在老年群体中应用未经改编的正念减压或正念认知疗法，尽管干预后结果显示对老年人的心理和认知功能产生了一定效果（Wells et al.，2013），但在实际干预中我们发现，老年群体在未经改编的团体结构和内容设置下，可能出现体力不支、瞌睡、不感兴趣等不适应现象，导致干预效果不佳和成员脱落率较高。另一些研究采用在 MBSR 或 MBCT 的基础上（Aguirre，2017；Churcher Clarke et al.，2017；Hernández et al.，2014；Klainin-Yobas et al.，2019；Lim et al.，2018；Colette M Smart & Sidney J Segalowitz，2017），结合老年特征进行了一定修改，但改动内容和干预效果参差不齐，加上由于文化背景和使用场景等诸多差异（McBee，2008），调整后的方案在我国老年群体中也无法直接挪用。

因此本章将介绍本课题组在前人的干预方案基础上，结合本土国情和课题组的老年正念干预实践经验，总结和设计出的老年正念团体干预方案，并在实践篇中逐一介绍具体每次干预的内容细节。

本章主要为计划实施老年正念团体干预的带领者，如心理咨询师、心理治疗师、社会工作者等而准备。在具体干预内容之前,论述老年正念团体干预的干预目标、干预内容梗概、团体设置以及对团体工作工作人员的建议。

第一节　方案路线和干预目标

一、方案路线

(一)传统非药物干预方案的局限

在第一章中我们谈到,非药物干预可以分为认知功能训练和心理干预,其改善原理主要通过维持、开发和增强老年人的身体和心理功能,帮助老年人改善日常生活能力和提升功能自主性(Perrig-Chiello et al.,2006)。例如通过身体运动、提升社会交往能力,教授生活技能和进行认知功能训练等来提高老年人的生活质量,目前绝大多数的非药物干预也侧重于此(Frost et al.,2019;Holvast et al.,2017;Rodakowski et al.,2015)。换言之,是通过非药物干预方式,延缓和恢复衰老带来的一系列身心变化(见图 3 - 1)。

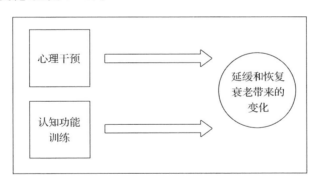

图 3 - 1　传统非药物干预方案路线

结合第二章中的文献梳理和实际干预经验,这一思路有以下几点局限:

1. 缺乏对心理和认知功能的整体干预。

2. 干预效果难以迁移到日常生活中,维持效果不佳。

3. 以认知训练为主的干预方式可能让老年人产生阻抗。

4. 老年人在干预过程中位置被动,难以调动其自主感。

5. 无论如何干预,衰老带来的变化难以避免。

前三点在第二章中已有陈述,目前单独的认知功能训练和心理干预无法对心理和认知功能都产生整体的干预效果,干预效果也难以从团体迁移到生活,维持效果不佳,并且由于干预方式较为机械,可能让老年人产生抵触情绪。

第四点局限则是从老年人在干预中所处的角色位置考虑。以往的非药物干预中,干预是外在他者对老年人进行帮助,而非老年人主体主动通过自己能力来改善现状。老年人处在被社工或照料者帮助照料的被动位置,较难调动老年人的积极性和自主感,因而一旦干预结束或回到日常生活中,老年人便很少愿意主动继续练习干预中所学的训练课内容。

第五点也是目前的干预方案中较少有去讨论和探索的。如前所说,目前的方案主要通过维持、开发和增强老年人的身体和心理功能来起到干预效果,但衰老是自然法则,无论如何干预都无可避免。老年人的很多心理问题均是由于无法适应衰老带来的一系列生理、心理和社会角色变化而产生,如何帮助老年人接纳衰老这一不可避免的自然规律,也是目前老年非药物干预方案需要思考的问题。

(二)基于正念的多元非药物干预方案路线

针对传统非药物干预和目前已有面向老年的正念干预方案的局限和不足,笔者提出了本研究的基于正念的多元非药物干预方案路线(见图3-2)。

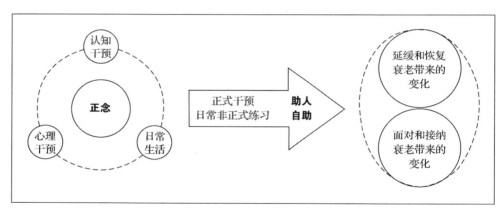

图3-2 基于正念的多元非药物干预方案路线

早在2 500年前,人类就开始对正念加以实践,与人类根深蒂固地想要对抗和改变世界的冲动相反,正念通过培养对思维运作和物质世界本质的洞察,来消除不必要的痛苦(Siegel et al.,2009)。现代正念最广为接受的定义是"有意识且不加评判地关注当下每时每刻的经验"(Kabat-Zinn,2003),这既是正念的练习方法,也是正念的最终目标。如Kabat-Zinn所说,正念团体带领者的工作是"让人们饱满地生活在每一个时刻,并为他们提供一些工具,让他们能够系统地去这样做。给人们介绍一些可以用来聆听自己的身心,并开始更多地相信自身体验的方法"(Kabat-Zinn,2018)。这几乎是所有基于正念的团体核心和始终蕴含的目标。

在本方案的设计路线中,以正念的根本哲学为核心,以助人自助为宗旨,以正念减压疗法和正念认知疗法为基础,将正念觉察和思维方式融入认知干预、心理干预等多元非药物干预方式和日常生活。通过团体中的正式干预和团体之外的非正式练习,帮助老年人既在干预中得到改善,在团体训练结束后也能将正念融入生活。与此同时,本方案路线希望不仅通过延缓和恢复老年的生理和心理功能来帮助老年人获得改善,而且旨在通过正念课程,帮助老年人拥有顺其自然的开阔心态,面对和接纳衰老带来的一系列变化。

沿着这一方案路线,我们设置了本干预方案的五个目标。

二、干预目标

团体干预目标是指团体为何组成,以及团体干预的目的是什么。对团体带领者来说,团体干预的目标具有地图的作用(Jacobs et al.,2009),深刻影响着团体的主题、设置、内容,而且对具体干预实践也具有贯穿全程的指导作用。在论述正念团体干预方案框架之前,确定好团体目标至关重要,因此我们将团体目标放在干预方案框架的第一节着重讨论。

本书的老年正念干预方案,建立在正念心理治疗、认知神经科学、老年心理学和团体心理治疗的研究成果基础上,结合我国国情和传统文化背景,主要干预对象为我国社区老年人,致力于帮助老年人改善心理状况和认知功能。以此为出发点,在实际干预中有以下几个具体目标:

第一,帮助老年成员自助式地运用正念面对情绪困扰,在改善心理状况的同时,提升对生活的自主感。

助人自助,帮助老年成员自助式地而非被动地获得改善,是本团体方案的核心宗旨。Kabat-Zinn 指出,正念团体并非一种救援性的服务,人们并非只是被动地接受支持和建议,相反,正念课程是一种积极学习的过程(Kabat-Zinn,2018)。类似的,Segal 等人也提出,正念是一种体验式的学习,在正念的课程中,学习应建立在参与者自己的体验基础上而不是以指导者的讲座为基础,参与者是自己的"专家"(Segal,2008)。

在正念团体中,尽管带领者会扮演一个类似教师的角色来传授正念的思维和方法,但带领者的教学和指导仅仅起到路标的作用,而在内心成长道路上真正向前迈开脚步的，却是每一位团体参与者自己。正如慧能禅师所言"外善知识，虽有教授，救不可得"《坛经·般若品第二》，只有转变来自于每位成员自身的内在体验，正念才能真正帮助到练习者。

在团体中体验到自主感而非被动地受照顾，也对老年群体具有重要意义。自主感是指，老年人感到自己有能力做出决策和采取行动来指导自己的生活（Kane，1991），在身体和心理上具有自主感，是顺利过渡老龄化的核心条件之一（Sampaio et al.，2020）。以往文献显示，由于年龄增长导致的生理机能和社会适应能力的减弱，会使老年人更易陷入习得性无助和习得性依赖，丧失生活的自主感（Baltes，1995）。自主感的丧失会对老年心理健康带来很大的负面影响。研究表明，老年人的自主感与抑郁、焦虑、生活质量等心理变量紧密相关（Gakou et al.，2019；Talarska et al.，2018），老年人的生活质量会随着生活环境中自主感的增加而提高（Barkay & Tabak，2002；Kane，1991），而自主感的降低则与抑郁和不幸福感存在关联（Tastan et al.，2019）。

因此，在通过正念练习改善老年人心理状况的同时，在团体中让老年人体验到自主感，感受到练习中带来的改善来源于自身的体验和效能，既是本团体的重要目标，也是正念干预相较其他干预方式的特色与优势。后续的团体部分设计思路也将很大程度上围绕此目标展开。

第二，在现有的认知症非药物干预中融入正念觉察的方法，帮助老年成员在改善心理状态的同时预防认知衰退。

在第二章我们已经谈到，现有的针对认知症的非药物干预，由于大部分只针对老年人的认知功能或心理状况，因而难以具有持续的整体干预效果。正念练习由于其对注意、记忆、情绪调节等相关脑区的激活作用和循证中对抑郁、焦虑等心理问题的实际改善，有望对老年人的认知功能和心理状况同时产生积极干预效果。因此，在老年正念团体中，通过系统性的正念练习对老年人的认知功能产生改善效果，增强老年人的功能自主性，也是本团体的主要目标之一。

在改善认知功能的同时，正念也并非只是静坐冥想，更意味着一种深层心理模式的转变，这给正念与其他非药物干预方式的结合提供了契机。Segal 等人开发的正念认知疗法（MBCT）中提出，正念致力于培养练习者从被旧有习惯自动引导的"行为模式"向对此时此刻保持专注觉察不做评判的"存在模式"转换（Segal，2008）。正念的核心机制中既提供了这种新的心理模式，同时也提供了从自动引导的行为模式中解脱出来，转向存在模式的方法。这意味着，在任何情境下，都可以对自己的心理模式进行觉察和运用正念进行调整心理状态,从而改善和防范心理问题。

本方案也根据正念的这一特性,尝试在团体方案中也将正念与诸如认知训练、音乐治疗、游戏治疗等非药物干预方式结合起来。在进行其他非药物干预的练习方法中加入正念觉察元素,在进行其他非药物干预的同时,也结合正念时刻觉察心理状态,转变心理模式。具体结合方式将在本章第二节和实践篇中具体论述。

将正念与其他非药物干预的融合,还可以很大程度上改善老年群体对非药物干预的抵触心理。在实际干预中我们发现,由于传统非药物干预方式中存在的一定挑战性以及团体成员之间互相比较的压力,部分老年人可能因为自卑、多疑、胆怯等心理对团体干预存在一定抵触心理,导致干预脱落率较高,或者直接不愿意参与干预练习。部分认知训练还由于练习模式机械化、低幼化,让老年人难以提起兴趣,一些"高知"老年人甚至觉得参与干预团体有损自尊。融入正念后,这些原本仅具备功能作用的干预方式中,还多出了觉察维度——觉察练习中出现的身体、心理反应,并运用正念加以面对、允许和接纳。

不仅如此,在融入正念的非药物干预中,这些抵触心理也恰恰是进行正念觉察的最佳时机。带领者可以运用这些负面反应帮助成员觉察和认识自动引导的行动模式,从而进一步深化正念。正所谓"烦恼即菩提",关于带领者如何识别和运用团体中成员的阻抗,这既是团体中的技巧,也是正念的核心,后面的实践章节中我们会运用具体案例反复论述。

第三,培养温暖、安全的团体氛围,为老年人提供彼此间的人际支持,在此之上促进成员间的人际学习。

人际支持是在社交过程中建立的心理上的联结与支撑,对老年人的心理健康具有重要影响(吴捷,程诚,2011)。充分的人际支持有助于调节情绪,使老年人对身心健康具有良好感知(Speake et al.,1989)。Asghar 等的研究也表明,良好的社会交往有助于提升人际支持,缓解抑郁、孤独等消极情绪,从而改善心理状况(Asghar & Iqbal,2021)。有关老年人人际支持与生活质量、主观幸福感的研究也表明,人际关系是影响生活质量的重要因素,对个体的生活质量具有积极影响(Fernández - Ballesteros,2002)。获得人际支持越多的老年人,主观幸福感也越高(瞿小敏,2016)。

以团体的形式进行干预,一大优势在于可以运用团体中的人际互动,为老年人提供人际支持。老年正念团体,在进行各项练习的同时,也致力于给老年成员提供互相支持的团体空间。这种人际支持需要能建立起温暖、安全的团体氛围。

在安全的团体氛围和互相的人际支持的基础上，促进成员间的人际学习也是团体的重要目标。人际学习是指经过团体中他人的反馈和自我觉察，使成员觉察到自身的长处和局限、适应不良的人际模式和行为模式。通过团体内的人际学习，随着成员在团体内的人际扭曲得以澄清和消失，在团体外的生活中也能产生适应性的积极循环（Yalom，2010）。

Yalom 认为，人际学习是团体心理治疗的一个重要疗愈因子（Yalom，2010），而促进人际学习并不是一个简单的目标，需要治疗师对此时此刻具备敏锐的觉察能力，在以培养觉察能力著称的正念团体中更是如此。关于团体带领者应当具备哪些素养以及如何应对，已超过本节内容，我们将在后面章节逐渐深入。

第四，帮助老年成员将正念的思维和方法融入生活，提升成员的生活质量和幸福感。

如目标一所说，本团体的宗旨是自助助人，这也意味着我们不仅仅致力于让干预效果只出现在正念团体中，让老年成员回到日常生活里也能运用正念改善自己的心理状况和生活质量，才是我们团体方案的最终目标。

关于将正念融入生活，给生活带来全新的视角，Kabat-Zinn 有一个精彩的论述："正念允许身边所有的事物成为你的老师。你的身体、你的态度、你的心灵、你的痛楚、你的喜悦、他人、你所犯过的错误、受过的挫折、成功、自然，等等。简而言之，你的所有时刻。如果你在生活中培育正念，生活中任何一件你所做过的事和有过的体验都能教会你了解自己，如镜子一般反映出你自己的心灵和身体（Kabat-Zinn，2018）。"即，生活处处皆可正念。

为了让老年成员在生活里也能践行正念，我们不仅在团体中融入了更多结合老年生活的非正式练习内容，也让老年成员在团体中对他们平时的所感所悟进行分享，并适时地进行探讨。这一目标也要求正念团体的带领者自身具有生活中的正念经验，同时能灵活地结合生活事例给予成员反馈。

第五，通过正念练习，帮助老年成员正视自己，接纳年龄增长带来的一系列身心变化，减轻死亡焦虑。

本方案的前三个目标致力于维持、开发和增强老年人的身体和心理资源，帮助老年人改善日常生活能力和提升功能自主性（Perrig-Chiello et al.，2006）。例如通过身体运动、提升社会交往能力，教授生活技能和进行认知功能训练等来改善老年人的心理问题和提高老年人的生活质量，目前绝大多数的非药物干预也侧重于此（Frost et al.，2019；Holvast et al.，2017；Rodakowski et al.，2015）。

　　尽管针对性的干预可以一定程度延缓和改善年龄增长带来的种种问题,但年龄的衰老,生命的消亡是不可避免的自然规律。有调查研究表明,老年人的焦虑中出现频率最高的便是死亡焦虑(Missler et al.,2012)。死亡焦虑是指,当人们想到死亡的过程或死后会发生什么的时候,会伴随恐惧或焦虑的感觉。每个人都有不同程度的死亡焦虑,但对老年人来说,随着生命逐渐走向终点,这种焦虑对老年人的影响会日益增加。一项最近的研究得出,死亡焦虑与老年人的孤独、内疚、沮丧、绝望、失落等心理痛苦存在显著关联,死亡焦虑还可能对老年人的认知功能和日常生活活动能力产生负面影响(Cavusoglu et al.,2020)。因此,除了帮助老年人开发和增强自我功能,如何让老年人面对死亡焦虑,也是老年群体工作时的重要环节。

　　Lockhart 等人的研究发现,能意识到自然衰老的过程并接纳自己在这个生命阶段的身心状态的老年人,会反映出较少的焦虑情况,即便他们的身心状况并不很好(Lockhart et al.,2001)。换言之,能接纳自然衰老和随之而来的一系列身心变化的老年人,可以更好地面对死亡。而这也正是正念能帮助到老年群体的重要方面。

　　培养允许和接纳的心态是正念的重要组成。正念意味着,允许对此时此刻的自己,不管是积极还是消极、是痛苦还是愉悦,让任何一种体验自然呈现。这并不意味着一味忍耐或自欺欺人,相反,正念试图让练习者直面自身的症状和感受,去聆听症状背后的声音,Kabat-Zinn 称作"与症状工作"(Kabat-Zinn,2018)。

　　将正念中的允许和接纳运用到老年团体干预中,帮助老年人正视自己,接纳伴随衰老产生的一系列身心变化,是本团体期望达到的最终目标。

　　纵观以上五个目标,其中蕴含着对待老龄化的两种思路。

　　目标一、二、三的出发点,与目前绝大多数干预方式一致,希望通过结合正念的各式干预和练习,维持、开发和增强老年人的身体和心理功能,增强老年人的生理和心理自主感。从本质来说,是用后天的干预来对抗和延缓自然衰老带来的一系列改变。目标四和目标五则从另一个角度,试图培养老年人从心态上正视和接纳自然衰老的规律,接纳自我终将面临死亡的事实,以此完成对死亡焦虑的超越。

　　两种思路的目标并无孰优孰劣,而是适应处在不同心理和生理阶段的老年人。两种思路下的干预设置也并非二元对立,而是在辩证统一的过程之中互有补益。在实践篇的十章具体干预课程中,我们也会将两种不同思路的干预通过具体的干预内容和操作最终呈现在团体里,通过两种干预思路的结合,更好地帮助老年人改善心理和认知功能,更好地面对老年生活。

　　基于上述目标,我们制定了如下干预方案(见表 3-1)。

表 3-1　基于正念干预的多元非药物干预结构大纲

	干预次数	主要干预内容简介	
基于正念的多元非药物干预结构大纲	课程一 认识正念——"葡萄干练习"	葡萄干练习和课程引入 成员分享和介绍：本课程的"三位老师" 正念饮食	专注练习
	课程二 觉知当下——身体扫描	身体扫描（融入自我关怀元素） 身体觉察结合八段锦 三分钟呼吸空间	
	课程三 培养定力——正念呼吸	身体扫描结合八段锦练习 正念呼吸和故事讨论《子真牧牛》 三分钟呼吸空间	
	课程四 聆听情绪——联结情绪与身体反应	声音聆听和给情绪贴标签练习 （正念结合音乐治疗） 正念呼吸 日常情绪记录表	
	课程五 由专注向开放觉察过渡	正念八段锦练习（觉察身体和情绪） 正念呼吸 诗歌朗诵（鲁米《客房》） 讲解面对刺激时的情绪调节技巧	
	课程六 顺其自然——探索内在体验	正念八段锦练习 生活情境故事讨论 正念观念头练习	↓
	课程七 培养出离——想法不是事实	正念八段锦练习 湖边冥想（结合 ACT 技术） 身体扫描	
	课程八 自我关怀——做自己的内在盟友	正念八段锦练习 角色扮演和故事讨论《太阳与北风》 自我关怀练习（结合 MSC 技术） 正念呼吸和观念头练习	
	课程九 慈心冥想——对自己和他人心怀慈悲	正念八段锦练习 慈悲冥想 自我关怀身体扫描	开放觉察
	课程十 "处处皆是禅"——将正念带入生活	正念呼吸 分享讨论和课程总结 日常正念练习的总结	

第二节 干预内容概述

本书的干预方案内容在经典正念减压疗法和正念认知疗法基础上(Kabat-Zinn，2018；Segal，2008；Stahl & Goldstein，2013)，结合 McBee 开发的老年正念养护方案(McBee，2008)以及 Chan 等人开发的面向阿尔茨海默病老年人的正念项目手册(Chan et al.，2017)，经过在上海社区老年人中的长期正念干预实践和反复修订中逐渐形成。在干预内容中，不仅包含了传统正念课程的核心，而且针对我国老年群体进行了多方面的适应性和创新性改编，同时结合我国文化背景对干预内容及正念干预框架进行调整。

本节从干预结构、适应老年群体的内容改编、结合中国文化背景三方面，对干预内容进行概述。

一、干预结构

本书的老年正念干预方案，结合之前研究的探索经验，共设定十次团体干预，频率为每周两次，每次 60～80 分钟，每期团体 6～8 名成员。两次干预之间间隔两至三天，每天布置 20 分钟的课后录音练习和日常生活中的自由正念觉察记录。关于团体干预时间和规模设置的具体考量原因，我们会在本章第三节团体设置中具体论述。本节我们主要讨论十次团体干预的内容结构。

在几乎所有以正念为基础的疗法中，都包含两个核心部分：专注练习和开放觉察(Susan M Pollak，2017)，在小乘佛教的禅修中，这两部分被称为"止"和"观"(德宝法师，2009)。本方案的主体内容结构也围绕这两大部分展开。

专注练习，或修"止"，即培养专注觉察的能力，练习集中注意，让心专注于当下的某个锚点，使内心在情绪的起伏中也能保持稳定和平静。开放觉察，或修"观"，则是练习觉察内心来来去去的任何心理体验，不论自己对它们态度如何，都允许它们自由呈现而不是抓取、回避或忽略它们，让练习者洞察到内心自动化的认知和行为模式，摆脱习惯性思维的束缚。

专注练习被认为是开放监控练习的基础，Kabat-Zinn 称之为正念的奠基石(Susan M Pollak，2017)，我们将在第一至五次的团体干预中聚焦专注练习的主题，培养成员不为情绪所扰的"定"力。开放觉察则在专注的定力基础之上，帮助成员进一步练习允许和接纳情绪，从惯性的思维桎梏中出离，在第六至十次的团体干预中我们将由专注转向开放觉察的练习，培养"观"的智慧。在本书后半部分的实践篇中,我们将分章节逐一介绍十次团体干预的具体内容和细节。

当然,专注和开放觉察绝非割裂的两部分。事实上,我们在前五次以专注练习为主题的团体干预中,已经开始在团体干预材料和练习中潜移默化地加入开放觉察部分的讲解和引导,而在练习后期的团体干预中,也会一以贯之地进行正念呼吸和身体扫描等专注练习。如 Segal 等人在 MBCT 的手册中所作的比喻:"一些观点有时被重复多次,这看起来好像溪水永远也流不到大河,大河永远也汇不到大海一样。我们希望的是,各个不同的部分逐渐呈现出一幅更加完整的画面。"这种不断的重复和止与观的交融练习,能让练习者更充分地理解信息(Segal,2008),也能加深练习体验。

以专注练习和开放觉察这两个经典正念主题为主轴,我们将身体扫描、正念呼吸、正念聆听、正念行走、给情绪贴标签、观念头等经典正念练习中包含的练习内容,根据老年人接受能力,由浅入深地改编和设置在十次团体干预当中。与此同时,本方案也结合老年群体的兴趣特点、文化背景和实际情况,在团体干预内外的正式与非正式正念练习中,融入八段锦练习、音乐聆听、体脑锻炼等身体锻炼、认知训练、音乐疗法等多种非药物干预方法,帮助老年成员更好地改善心理和认知功能。在下文我们将对此进行具体阐述。

二、适应老年群体和本土文化的正念团体内容改编

(一)老年自我关怀的融入

衰老带来的身体和心理功能丧失,会给老年生活带来很多变化,对老年人来说是艰难的挑战。老年人可能以自我批评的方式来对这种变化做出反应,比如责备自己,陷入消极情绪,后悔,反刍思维等(Castilho et al.,2015;Fry,1984),从而影响身心健康和生活质量(Tavares et al.,2020)。如何帮助老年人更顺利地适应衰老导致的一系列变化,是老年健康和生活幸福的关键(Haase et al.,2013)。

自我关怀(self-compassion)意味着,对自己的痛苦保持开放,以善意和关心对待自己的体验,对自己的不足和失败采取理解和非评判性的态度(Neff,2003)。研究认为,自我关怀的能力有助于培养善意和接纳的态度,帮助老年人更好地适应年龄增长带来的变化(Brown et al.,2019;Tavares et al.,2020)。Brown 等人通过对自我关怀和老年心理健康的系统综述得出,自我关怀与老年人抑郁和焦虑症状的减轻以及更高水平的快乐和幸福感有关,并且自我关怀能减轻老年人对健康问题的心理负担(Brown et al.,2019)。

自我关怀的能力与正念紧密相连，并且可以通过心理干预被教授和促进。Neff认为，自我关怀建立在正念的基础之上，通过正念让人敞开心胸，以充满关爱的宽广觉知面对痛苦（Neff & Germer，2020）。基于增强自我关怀能力的目标，Neff团队基于正念开发了专门用于增强个人自我关怀能力的正念自我关怀疗法（MSC）。循证研究表明自我关怀干预在减轻压力、预防抑郁和焦虑、增强心理弹性和幸福感等方面取得了显著效果（Bluth & Eisenlohr-Moul，2017；Guo et al.，2020；Neff & Germer，2013）。

融入自我关怀的正念干预在老年群体中也有所尝试。Perez-Blasco等人结合在MBSR基础上融入自我关怀疗法，对45名非住院老年人进行了随机对照干预试验。结果表明正念融合自我关怀的干预组老年人在心理弹性、情绪调节策略、焦虑、压力等方面较对照组都有明显改善（Perez-Blasco et al.，2016）。

本方案也在正念减压和正念认知疗法的框架中，加入了更多有助于增强自我关怀的练习和互动内容。例如，在经典身体扫描练习的指导中加入更多对自己包含善意、温暖和接纳态度的引导，在面对疼痛和困难情绪时候，加入促进自我关怀的"放松—安抚—允许"的放松练习，并且单独有一次会面是教授、练习和讨论与自我关怀相关的慈心禅主题。

在实际干预中我们发现，自我关怀练习有助于老年成员与被忽略的感受及久远回忆产生联结。在一次慈心身体扫描练习中，一位50后的叔叔在练习带有善意和祝福觉察到脚底时，想起年轻时因为没有鞋子而常年打着赤脚，脚底多年来帮助自己走过山川田野，留下了厚厚的一层茧子，也经受了种种伤痛。融入自我关怀的正念练习，让这位叔叔对原本一直被忽视的脚底充满敬意，在之后的练习中对脚底的感受常常留意觉察，脚底也和呼吸一样，成为他回到当下的觉察锚点。

自我关怀内容的融入，一方面可以结合正念更好地帮助改善老年成员的心理健康水平，另一方面也如同本方案的目标五所说，不仅是增强自我功能来对抗衰老，同时也帮助老年人更顺利地接纳衰老带来的一系列改变。关于自我关怀元素的融入，我们将在实践篇中结合具体课程内容和实际案例进行论述。

（二）多种非药物疗法与正念的结合

1. 八段锦运动结合正念干预

运动干预是认知功能训练的重要部分，而八段锦近年来在国内研究较多且是老年人所熟知的运动干预方式。研究显示，八段锦锻炼有助于改善中老年人生活质量（曾云贵，等，2005），降低糖尿病患者血糖值，对血脂有改善作用（俞婷婷，等，2014）。

本方案以国家体育总局健身气功管理中心编制的《健身气功·八段锦》为基础，结合正念身体扫描和正念运动。从第三次课程开始，安排在课程中结合正念进行八段锦练习。如在伸展的过程中，将注意力放在手臂撑拉或身体紧张的部位，注意感受这些部分在运动过程中的状态变化以及自己内心的情绪波动。

正念结合八段锦运动，不仅通过八段锦练习锻炼身体，而且将身体扫描觉察和八段锦运动巧妙地结合起来，在运动中练习正念。在八段锦运动后我们一般会安排正念呼吸或其他静坐的练习，这样先动后静，既调动了老年人干预开始时的积极性，又帮助成员动静结合，更好地改善身心。

同时，八段锦的招式中蕴含着中医原理，中医疗法也是老年非药物干预常用方案（林秋，2010）。中医认为，老年痴呆的病因在于肾虚随亏，《素问·宣明五气》篇曾云"肾藏志"，志即记忆力，即指肾中精气与人之记忆紧密相关。故《医方集解·补养之剂》言："人之精与志，皆藏于肾，肾精不足则志气衰，不能上通于心，故迷惑善忘也。"在八段锦中有专门的的招式"两手攀足固肾腰"可针对性调理腰肾，也从中医的角度帮助成员恢复认知功能（魏翠柏，等，2005）。

2. 音乐治疗结合正念

音乐治疗是放松训练中的一部分，音乐治疗在老年痴呆症的干预中早有应用。研究表明，科学的音乐治疗能改善老年人的情绪、记忆与认知功能，提高老年人的生活愉悦感与满意度（Gök Ugur et al.，2017；Zhang et al.，2017）。

音乐治疗一般分为接受式和活动式治疗，前者通过聆听选定音乐进行干预，后者由带领者和参与者即兴创造音乐（董香丽，等，2017）。本方案目前采用接受式音乐治疗，一方面该方式能帮助老年成员在音乐中舒缓情绪，放松心情。另一方面，音乐是唤起情绪的极佳方式，不同音乐会引发人不同的情绪，相应身体反应也会发生变化，这让音乐治疗与正念课程的觉察练习能巧妙地结合起来。

例如本方案课程四：聆听情绪——联结情绪与身体反应中，我们通过播放《但愿人长久》《我的祖国》《小媳妇回娘家》这三首不同情感基调的音乐，来引导老年成员觉察不同情绪下的身体反应，感受情绪的变幻无常和导致身体的变化，逐渐尝试运用正念的方式去觉察和识别情绪。鼓励成员分享歌曲带来的感受，并由此展开对情绪和身体反应关系的讲解。

（三）非正式的正念练习与老年生活情境的结合

整体的课程方案设计里，我们在课程讲解和课后练习中注重与老年生活情境的结合，加入了许多生活案例和特定练习。

在课后的非正式练习中，我们根据老年人的日常生活，增加了在散步、排队、洗碗、吃饭等中的情境觉察练习，调动老年人课后练习正念的积极性，帮助老年人将正念融入生活。将老年人较为新颖的正念思维，融入日常的生活实践中，也能通过实际效果加深老年人对正念的体悟。

在正式的课程练习中，用日常案例替代原本课程中的阅读材料，并结合课后日常练习的反馈，进一步结合老年生活情境进行讨论和讲解，帮助老年人在具体情境中更好地理解如何运用正念。

有意识地将正念练习结合老年生活环境，有助于增强正念的实践性和实用性，培养老年人正念生活的能力。也能便于老年人将课程中学到的正念练习方法迁移到生活中，真正做到将正念融入生活，自助式地改善身心。

（四）正念团体的本土化改编工作

经典的 MBSR 和 MBCT 方案中，由于文化差异，一些专业术语和干预设置可能让我国老年人感到困惑。比如 MBCT 中常说的"行动模式""存在模式"，在英文中原文为 doing 和 being，其所指在英文语境中很容易理解，而翻译成中文"行动"和"存在"则较难让成员明白。因此在实际干预讲解时，我们会尽力用通俗语言，如有觉察/意识注意的状态，没有觉察/意识注意的状态，再结合具体案例来进行表达。

在本方案中我们也加入了针对我国文化习惯和情境的内容改编，比如设置禅宗公案和耳熟能详的故事作为阅读材料和讨论主题，让老年成员对课程内容更易理解和接受。

第三节　团体设置

团体设置包含团体干预的时间、地点和规模，参与成员和筛选标准，团体工作人员，本节具体论述课题组的正念团体设置和设置背后的方案考量。

一、干预时间、地点和规模

干预时间即确定干预的总次数、干预频率以及每次团体干预时长，干预规模则代表一个团体中一次可以容纳多少名成员。干预时间和规模受到干预目标、干预对象、干预场地等多方面因素的影响，因此即便同样是基于正念的团体干预方案，不同团体的设置也会有所区别。

（一）干预时间

干预时间既需要保证团体中有效信息的传达和理解，也需要权衡老年群体的身体和心理状况。在正念团体中，还需保证团体内外设置足够的正式和非正式练习时间。

在经典 MBSR 和 MBCT 方案中，团体设置一般包含 8 次课程，每周 1 次，每次 150 分钟的正式团体练习，课后每天至少 45 分钟跟随录音进行的非正式练习（Chang et al.，2004；Segal，2008）。对老年群体来说，单次团体持续 150 分钟对体力和耐力显然具有较大挑战，因此以往多个面向老年人进行的正念干预探索都缩短了干预时间（Aguirre et al.，2017；Chan et al.，2017；Lim et al.，2018；McBee，2008），调整后时间多在 30～90 分钟之间，课后每天跟随练习的录音也缩短到 20 分钟以内。

伴随单次时间的缩短，加之参与团体的老年成员可能伴随有主观认知下降、轻度认知障碍乃至阿尔茨海默病等，可能有记忆和接受能力下降的症状，一些方案选择对干预频率和次数进行增加。如 Chan 等人面向痴呆人群的正念方案和 McBee 在养老院中的老年正念养护方案中，都将干预频率由每周一次调整到每周两次，总干预次数则提高到了 10 次（Chan et al.，2017）乃至持续性干预（McBee，2008）。

综合先前方案和本课题组在上海社区老年人中的实际干预经验，本书方案中的干预时间设置为 10 次集体练习，时间为每周 2 次，持续 5 周，每次 60～80 分钟。课后布置每天早晚两次 10～20 分钟的录音练习，并鼓励老年人在日常生活中运用正念并记录。设置原因主要有以下几点考量。

1. 单次干预时间需考虑老年人的身体耐力情况。

原先 2 小时的单次干预时长对很多老年人来说难以坚持。本书方案在面向上海市社区老年人的正念干预实践中发现，单次 60～80 分钟的团体时间可以在干预质量和老年人的身体状况之间达到较好的平衡，具体时长可根据实际情况进行弹性调整。本方案的大多干预中都会进行身体运动环节，所以在运动后还会设置 2～3 分钟的茶歇时间，既能让老年成员在运动后得到一定休息，也可对团体干预节奏起到调节作用。

2. 干预频率和内容信息量需考虑老年人的接受能力。

经典的 MBSR 或 MBCT 中,单次 2 小时的课程往往包含较长时间的练习、阅读材料和较多内容讲解,若原封不动地照搬,对老年人的接受能力存在很大挑战,往往一节团体干预课程下来老年人很难回忆起课程内容和要点。

因此本方案中,将原本 8 次课程的内容,分解为 10 次,每次课程只包含一个课程主题和一动一静最多两个主要练习内容。在保证正念核心内容仍然覆盖的同时,一方面减轻单次干预课程的信息量,更加聚焦每次课程的主题,方便老年人接受课程信息和专注课程练习,另一方面也有时间将更多非药物干预和能调动老年人积极性的生动环节和内容融入正念课程。

3. 日常生活中的非正式练习也是正念干预的重点。

本方案根据每次团体干预的主题,会在每次团体干预后向老年成员发放相应录音,每段录音 10～20 分钟,让老年成员在每天早晨和睡前两次跟随录音进行练习。同时,每次课后也会发放日常正念记录表,鼓励成员在生活中运用正念,在日常生活中培养觉察。虽然对日常生活的正念觉察并不规定具体时间和频率,但每次课上我们会对记录内容进行专门分享和讨论,借助团体氛围和人际学习,鼓励成员逐渐习惯将正念带入生活。

除此以外,时间设置还需考虑老年成员的生活习惯。由于正念团体中需要较长时间闭上双眼进行正念冥想,在练习初期成员可能出现瞌睡的现象,因此在时间设置上也需要考虑成员的生活习惯。例如时间若设置在午后,有午睡习惯的成员可能较容易瞌睡。因此建议有条件者尽量将团体时间安排在清晨或上午,可以让成员清醒而精力充沛地参与团体干预课程。

（二）干预场地

实际干预中,有很多场所可供我们选择开展老年正念团体干预课程。目前我国正在大力推进老年医疗卫生服务体系建设,社区老年服务和活动场所建设越来越丰富。在中共中央国务院印发的《"健康中国 2030"规划纲要》中明确指出:"推动医疗卫生服务延伸至社区、家庭。健全医疗卫生机构与养老机构合作机制,支持养老机构开展医疗服务……加强老年常见病、慢性病的健康指导和综合干预,强化老年人健康管理。推动开展老年心理健康与关怀服务,加强老年痴呆症等的有效干预。"

以上海市为例,近年来上海市政府为老年人建设了社区老年人日间照护机构、智慧健康小屋、社区为老服务中心等多元化、规范化的社区健康服务场所。这些场所基本都设置有为老年人提供心理和认知干预的专门区域（李霞，2021）。在经过与相关社区和机构单位洽谈，确认地点后，还需针对团体情况进行布置，才可作为开展老年正念干预的场地。

在场地要求上，首先要能保证团体成员的练习和互动不受外界打扰。如Yalom所建议的，团体干预可以在任何场所举行，只要这些场所能够保证成员活动的隐私和自由（Yalom，2010）。干预场地需要有一定的隔音效果，并且干预中途不会随意有人进出打扰，这对成员的安全感也是基本保障。

在场地布置上，正念干预团体与一般心理辅导团体一致，采用团体成员围圈而坐的形式，以满足每位成员能清晰观察和互动。因此，场地中央一般不设置方桌、圆桌等，而是在中央保留开阔的空间和视野，方便成员间的交流。

一般正念练习会让成员在坐垫或瑜伽垫上进行，但考虑到老年人身体原因，长时间在坐垫或瑜伽上练习，对部分老年人可能存在较大挑战。因此本方案中设置为每位成员单独准备一把椅子，围绕中心而坐，形成一个圆圈。如果有成员缺席则移开空椅子，让圆圈保持紧凑（Yalom，2010）。团体带领者也与成员坐在一起，不会单独设置特殊位置。此外，由于团体干预中会进行八段锦、正念行走等运动干预，因此场地还需能容纳10人左右的伸展活动空间，如果墙面布置有镜子则效果更佳。

（三）团体规模

团体规模是指团体容纳的成员人数，适当的团体规模一方面需要容纳足够的成员以提供互动机会，另一方面也需要尽量满足每位成员都有机会参与其中，而不会因为人数过多而受到忽视。

传统MBSR和MBCT的团体成员普遍较多，每次有30位甚至更多（Chang et al.，2004；Segal，2008），但考虑到老年人的接受能力和身体因素，在团体规模上，之前面向老年的正念干预探索也将团体成员数量加以减少，规模普遍设置在5～10名成员的范围，以更好地照顾老年成员，让成员有更多时间进行分享交流（Aguirre et al.，2017；Chan et al.，2017；Lim et al.，2018；McBee，2008）。

本方案的团体规模也沿用Chan和McBee等人的方案设置，每个老年正念团体容纳6～8名成员，实际干预中可以视情况有所调整。

二、成员年龄与筛选标准

（一）年龄标准

作为面向老年人的干预团体，首先需确定的是成员的年龄标准。

根据我国《老年人权益保障法》第 2 条规定，我国老年人的年龄起点标准是 60 岁，但由于实际参与团体的成员多为已退休群体，因此在考虑团体对象的年龄标准时，还需考虑退休年龄。根据《国务院关于安置老弱病残干部的暂行办法》和《国务院关于工人退休、退职的暂行办法》（国发〔1978〕104 号）的规定，我国职工现行退休年龄是：男性 60 周岁，女干部 55 周岁，女工人 50 周岁。因此在团体成员的年龄起点标准上，老年正念团体干预的年龄标准设定为 50 周岁以上。在年龄上限方面，出于老年人身体健康风险考量，本团体的年龄上限为 75 岁。

与此同时，由于实际干预中不同老年个体的身体、心理、认知状态差异巨大，可能给团体带来很大的不确定性，因此仅凭年龄上下限，难以作出准确的衡量，还需要引入其他筛选标准。

（二）纳入和排除标准

成功的团体干预始于良好的来访者筛选工作（Jacobs et al.，2009）。为了让团体干预顺利进行，需要在开始前对入组成员按照一定标准进行筛选和评估。入组标准可分为纳入标准和排除标准（见表 3－2）。

表 3－2 纳入和排除标准

纳入标准	排除标准
1. 自愿同意参与团体干预并同意签署团体知情同意书，承诺配合完成 5 周 10 次的正念团体干预，缺席次数不多于 3 次	1. 患有严重精神疾病或有自残的高风险可能（如自杀意图），需要紧急干预
2. 有基本的文字理解和语言交流能力，足够参与大部分团体活动和使用团体材料的视听能力	2. 患有严重的心血管疾病，一年内发生过晕厥等现象
3. 在功能上能够保持一定的注意和行为能力，并能在团体中坚持 60 分钟	3. 被诊断为晚期阿尔茨海默病，或经评估有重度的认知障碍，影响正常参与团体能力

【纳入标准】

1. 自愿同意参与团体干预并同意签署团体干预知情同意书，承诺配合完成5周10次的正念团体干预，缺席次数不多于3次。

自愿是参加团体干预的第一原则。参与团体的成员首先须具备主动的治疗动机，这是临床上最为重要也是最为明显的纳入标准（Yalom，2010）。如果成员是被第三方强迫参加，则在团体中可能收效甚微。在养老院或公共机构中，部分老年人可能会被迫参与一些自己不愿参加的活动，这既不利于老年人的身心健康，也不利于团体的正常开展。

签署知情同意书是参与团体干预前的必要程序，也是给老年人的第一道安全保障。知情同意书中需明确告知参与的老年成员及其照料者正念团体的基本设置、大致内容和可能的风险，保障老年人和照料者对团体的知情权。由于正念团体中会有对个人感受的交流分享环节，不可避免会涉及个人隐私，因此不仅老年成员、带领者、辅助人员乃至陪同照料者也需要签署知情同意书，保障老年人的隐私安全。这一举措也可以保障老年人能够安心地在团体中进行分享，对培养成员在团体干预中体验到的安全感也起到非常重要的作用。

承诺配合全程参与5周10次的正念课程，不超过3次缺席，是对团体干预顺利开展必不可少的纳入标准。对团体来说，人员的缺失和脱落会对团体中的成员产生负面影响，对团体干预的运行也会产生阻碍。因此在团体干预前的筛选环节，需告知并要求申请成员保证全程参与，不超过三期缺席。该项对团体顺利进行和团体氛围的培养，都起到保护作用。

2. 有基本的文字理解和语言交流能力，足够参与大部分团体活动和使用团体材料的视听能力。

在本方案中，每次团体干预中和团体干预后都会布置阅读材料，一些互动环节也需要基本的视听能力。因此在团体招募时，需要对申请参与团体的成员进行访谈，对其文字阅读理解能力、语言交流能力和视听能力进行评估。

实际干预中，由于团体工作人员和参与团体的老年人可能存在语言差异，可能对沟通交流及团体信息的传达造成阻碍。例如本课题组在上海社区老年人中进行正念干预实践时，部分老年人只会用上海方言进行表达，若带领者只能听懂普通话，则会对团体开展带来困扰。因此在团体前的招募过程中，需要带领者对老年成员的基本信息乃至当地的民俗都有一定了解。

3. 在功能上能够保持一定的注意和行为能力，并能在团体干预中坚持60

分钟。

由于每次团体干预时间设置为 60～80 分钟,因此参加团体的老年成员需在这段时间内具备必要的注意维持和行为能力。

正念团体中的一些练习,也要求参与成员具备基础的身体功能。例如正念团体中的呼吸练习、身体扫描练习等,需要较长时间在椅子或毯子上静坐,腰部和腿部严重疼痛的成员可能难以坚持。尽管正念练习对慢性疼痛具有一定的改善效果(Kabat-Zinn et al. ,1985),但由于老年群体的健康和突发风险较大,在招募时仍需要对相关疾病风险进行严谨评估。

【排除标准】

在面向老年人的干预团体中,由于老年群体生理、心理因素差异巨大,加上年龄带来的健康风险,因此在团体干预开始前进行严谨的排除筛查尤为重要。

Yalom 指出,在团体干预前执行排除标准的指导方针是:"来访者如果不能参加到团体的主要任务中来,他的团体干预就会失败,不管这种任务是逻辑的、理智的、心理的或者人际关系的(Yalom,2010)。"按照这一思路,我们制定了如下排除标准。

1. 患有严重精神疾病或有自残的高风险可能(如自杀意图),需要紧急干预。

患有严重精神疾病的人,如精神分裂症和双向情感障碍,其现实生活中很多领域的日常功能都会受到损害,包括社会与职业功能,药物管理以及基本的自我护理等(Wiersma et al. ,2000)。这些功能性损害,尤其是社会功能的损害,可能会在团体干预中对自己或是他人造成不良影响甚至带来伤害。所以对于急性期严重精神疾病患者,精神专科医院仍然是最佳治疗场所,可以为其提供更加密集的医疗服务与安全保护(Harvey et al. ,2012),而不适合参加到团体干预当中。

对于有明显自杀倾向的患者不能拘泥于一般的心理治疗原则,必须立即进行紧急干预。如果发现老年人有自残的高风险可能(如自杀意图)时,应设法与其家人取得联系,并向他们说明老年人自杀的危险性和预防的措施。

2. 患有严重的心血管疾病,一年内发生过晕厥等现象。

心血管病是威胁老年健康的主要疾患。常见的心血管疾病有老年冠心病、老年心绞痛、老年心力衰竭、老年心脏猝死,老年高血压、低血压,老年脑血管疾病(脑梗死、脑出血)等。对于那些患有严重心血管疾病的老年人,在参加团体活动时,存在突然发作的可能性,极易产生危险,所以在纳入时,要详细询问是否有心血管疾病的既往病史。

晕厥(syncope)是较常见的急诊症候之一，是指短暂性的意识丧失，由一过性的全脑组织血液低灌注所致，并以迅速、短暂、自限、能在数秒至数分钟之内完全恢复意识为其特点(Yu et al.，2018)。一年内发生过晕厥等现象，也存在再次发作的可能，极易发生危险的同时，也会给周围人带来恐慌情绪，尤其是在老年人团体干预时，所以在纳入时，要严格筛除那些有一年内晕厥病史的老年人。

3. 被诊断为晚期阿尔茨海默病，或经评估有重度的认知障碍，影响正常参与团体能力。

严重或晚期的阿尔茨海默病的患者，对外界的反应能力、生活自理能力、语言表达能力会有极大损失，通常需要进行密集的全天候护理，参与团体的安全风险较高。老年中重度认知障碍痴呆病人有时也会出现激越行为和重复行为(Wang et al.，2018)，这些异常行为也可能影响团体中的其他成员。

（三）团体干预前访谈评估

除上文的纳入和排除标准，在团体干预开始前还需对老年成员进行必要的访谈评估和量表筛查。访谈评估的目的是更全面地了解老年成员的个人情况，在团体干预前排除潜在的风险。

访谈评估也能让带领者对团体成员的基本情况有初步的把握，在团体中更有针对性和灵活性地开展干预。在本课题组的干预实践中发现，除姓名、年龄、性别、婚姻状况、病史信息等基本人口学变量外，老年成员的家庭照料情况，来往交通方式、时间，先前锻炼经历等，对在团体中的出席率、脱落率以及对正念的接受和领悟能力，都会有所影响。

例如，离干预地点较远交通不便的老年人，迟到次数可能增加，出席率可能降低，对干预效果会有所影响，交通不便也使得老年人来回路上的安全风险增大。因此收集交通状况相关信息，可以在团体干预前针对性地与老年人讨论交通安全和时间问题。之前有过太极、八段锦等传统健身运动练习经验的老年人，对正念运动和正念呼吸的接受能力会较没有相关经验的老年人更高，收集相关信息可以提前对团体成员的接受基础有所掌握，在团体干预中灵活联系相关练习中的例子，让老年人更好理解课程信息。

因此在本方案提供的结构化访谈中，对上述信息都有涉及。

以下是本课题组设计的访谈提纲(见表 3-3)。

表 3 - 3　老年正念团体基本信息访谈

姓名　　　　年龄　　　　性别　　　　　婚姻状况　　　　　居住地

我们的课程不会对您的身体和心理造成任何伤害,但为防止练习中出现不可控的突发身体状况,我们会询问一些关于您的生活和病史信息,请您务必跟我们告知您生活中的真实情况。

1. 您是自愿来参加我们活动的吗?

2. 您是从哪个地方来参加我们活动的? 您对来往的交通方式和方便程度如何评价?

3. 在您的病史中,有哪些您认为对自己正常生活影响较大的疾病? (例如上述疾病)

4. 近一年内,您是否被诊断患有较为严重的疾病? 具体有哪些呢?

5. 平时如果生病,是谁陪您去医院,生病时是否有家人照顾?

6. 您之前是否参与过心理团体或接受过心理咨询?

7. 您是否练习过太极、气功、八段锦、易筋经等健身功法? 练过哪些?

（四）访谈前的问卷筛查

问卷筛查是在团体干预开始前，使用神经心理学和认知功能量表，对参与团体干预的老年成员进行心理状况和认知功能的基本筛查。问卷筛查可以在访谈信息基础上，对老年成员的心理和认知状况有更为客观和深入的了解。在本书附录中附有具体常用老年心理与认知功能量表。

1. 认知功能评估

（1）主观认知下降问卷（SCD-Q9）

主观认知下降问卷（SCD-Q9）是 AD 早期的简易筛查工具，用于识别可能的 AD 临床前期患者。量表由 Gifford 开发，中文版由郝立晓等汉化、修订。（郝元涛，方积乾，2003；Gifford et al.，2015）。

中文版 SCD-Q9 包含 2 个维度，分别是整体的记忆功能及时间对比（4 个条目）、日常活动能力（5 个条目），共 9 个条目。采用 2 或 3 级评分法，从"是"到"否"，或从"经常"到"从未"，依次记 1 至 0 分。回答"是"记 1 分；回答"否"记 0 分；回答"经常"记 1 分；回答"偶尔"记 0.5 分；回答"从未"记 0 分。最后得分等于各题得分相加，所有条目采用正向计分，得分越高，认知障碍的程度就越大（Yang et al.，2021）。

（2）简易智力状态检查量表（MMSE）

简易智力状态检查量表（MMSE）由 Folstein 等制定，该量表能全面、准确、迅速地反映被试者智力状态及认知功能缺损程度，在国内外得到广泛应用，是痴呆筛查的首选量表（Folstein et al.，1983）。

MMSE 包括以下 7 个方面：时间定向力、地点定向力、即刻记忆、注意力、计算力、延迟记忆及语言、视空间。量表包括 30 道题目，回答正确得 1 分，回答错误或答不知道计 0 分，量表总分范围为 0～30 分，最终分数的划分标准为：分数在 27～30 分为正常；分数小于 27 分的，存在一定程度的认知功能障碍；21～26 分，轻度认知功能障碍；10～20 分，中度认知功能障碍；0～9 分，重度认知功能障碍（Stein & Janine，2015）。

（3）蒙特利尔认知评估基础量表（MoCA-B）

蒙特利尔认知评估基础量表（MoCA-B）由 Nasreddine 研究编制，是针对轻度认知障碍进行快速筛查的评估工具，评定的认知领域包括注意与集中、执行功能、记忆、语言、视结构技能、抽象思维以及计算和定向力（Nasreddine et al.，2005）。各栏目得分相加计总分,满分为 30 分。MCI 划分标准需同时参考个体的受教育年限:受教育程度不超过 6 年的,正常标准为 19 分;受教育程度为 7 至 12 年的,正常标准为 22 分;受教育程度超过 12 年的,正常标准为 24 分（Chen et al.，2016）,得分低于正常标准的,则证明存在一定程度上的认知障碍,得分越低,认知障碍越严重。

（4）认知储备指数问卷（CRIq）

认知储备指数问卷（CRIq）由 Nucci 等开发,该量表提供了认知储备的标准化和心理测量工具,现如今广泛应用于实验研究和临床实践（Nucci et al.，2012）。认知储备是个体自适应利用神经网络对不断增加的脑损伤进行补偿的能力,能显著影响个体的生理功能、认知功能和行为结果（何燕,等,2015）。CRIq 分为教育、工作活动和休闲时间三个部分,共 20 个条目（Lee et al.，2020）。其中还包括一些人口统计学数据,如出生日期和地点、性别、居住地、国籍、婚姻状况等。得分越高,表明认知储备越高。根据 CRIq 的得分,可将被试者的认知储备分为五个水平:低（小于 70）、中低（70～84）、中（85～114）、中高（115～130）和高（大于 130）（Yaneva et al.，2019）。

2. 心理状况评估

（1）压力水平:压力感知量表（PSS）

压力感知量表（PSS）由 Cohen 等开发,是测量压力感知最广泛使用的工具,用于衡量一个人生活中的压力程度（Cohen et al.，1983）。量表包含两个维度,分别是紧张感和失控感（Liao,2015）,采用 5 点计分的方法,计算分值的方法为:"从不"记 1 分、"偶尔"记 2 分、"有时"记 3 分、"时常"记 4 分、"总是"记 5 分,其中四个项目（项目 4、5、7 和 8)的回答进行反向计分(例如,0=4,1=3,2=2,3=1,4=0),得分越高说明被试者的心理压力越明显（Teresi et al.，2020）。

（2）焦虑自评量表（SAS）

焦虑自评量表（SAS）,由 Zung 编制,用于评定被试者焦虑的主观感受及其在治疗中的变化,适用于具有焦虑症状的成年人。该量表主要用于疗效评估,不能用于诊断,评分需与常模或对照组比较（Zung,1971）。

SAS 含有 20 个反映焦虑主观感受的项目,每个项目按症状出现的频度分为四级评分,其中 15 个正向评分,5 个反向评分。总分为各项目分数总和,分数越高,表明焦虑程度越大。按照中国常模结果,SAS 标准差的分界值为 50 分,其中 50～59 分为轻度焦虑,60～69 分为中度焦虑,69 分以上为重度焦虑(刘贤臣,等,1995)。

(3)抑郁水平:老年抑郁量表(GDS)

老年抑郁量表(GDS)由美国心理学家 Sheikh 和 Yesavage 编制,可有效评价老年人的心理健康水平(Sheikh & Yesavage,1986)。1986 年 Sheikh 和 Yesavage 在 30 个项目的标准版本基础上设计出包含 15 个项目的简版老年抑郁量表(GDS-15)。被试者以"是"或"否"作答该量表,每回答一个"是"计 1 分,"否"计 0 分,总分在 0～15 之间,分数越高表示抑郁症状越明显。结果评定标准:≥8 分为有抑郁症状(Liao,2015)。

(4)生活质量评估:世界卫生组织生存质量评估简表(WHOQOL-BREF)

世界卫生组织生存质量评估简表(WHOQOL-BREF),是由世界卫生组织制定,用于测量个体与健康有关的生存质量的国际性量表,其中文版也被我国学者广泛应用于临床诊疗中(郝元涛,方积乾,2000)。量表用于评价回答者在所生活的文化和价值体系范围内,与他们的目标、期望、标准以及所关心的事情有关的生存状况。

WHOQOL-BREF 量表由世界卫生组织生存质量测定量表(WHOQOL-100)简化而来,共包含 26 个条目,具体可划分为四个维度:生理领域、心理领域、环境领域以及社会关系领域(郝元涛,等,2006)。该量表得分按正向计分(即得分越高,生存质量越好)。

(5)匹兹堡睡眠质量量表(PSQI)

匹兹堡睡眠质量指数(PSQI)由 Buysse 博士编制(Buysse et al.,1989)。该量表适用于对睡眠障碍患者、精神障碍患者睡眠质量的评估,同时也适用于一般人睡眠质量的评估。

PSQI 用于评定被试者最近 1 个月的睡眠质量。量表由 9 道题组成,前 4 题为填空题,后 5 题为选择题,其中第 5 题包含 10 道小题。被试者完成需要 5～10 分钟。各题得分累加即为 PSQI 总分,总分范围为 0～21,得分越低,表明睡眠质量越好。结果得分 0～5 分睡眠质量很好;6～10 分睡眠质量尚佳;11～15 分睡眠质量一般;16～21 分睡眠质量很差。

（6）正念五因素量表中文版（FFMQ）

正念五因素量表（FFMQ）是被广泛运用的正念测量工具，由 Bare 等人开发，中文版由 Deng 等人汉化（Bare et al.，2006；Deng et al.，2011）。开发者通过对五个独立的正念量表进行探索性因素分析，形成 FFMQ 的五个因素：观察（注意内在和外在刺激，包括感觉、情绪、认知、视觉感知等，8 项）；描述（用语言来识别和描述内部经验，8 项）；带着觉察行动（专注于当前的活动，而不是表现为自动或无意识的行为，8 项）；不评判内在经历（评估一个人的感觉、认知和情绪，8 项）；对内在体验不反应（允许思想和感觉来来去去，而又不被它们所带走，7 项）。

FFMQ 采用 5 级评分，共 39 个项目，分为正向（21 个项目）和反向（18 个项目）计分，得分越高反映被试者正念水平越高。

第四节　团体工作人员

本方案中，团体工作人员包含团体带领者和团体辅助人员各一位。本节分别论述对团体带领者和辅助人员的要求和定位。

一、团体带领者

（一）对老年正念团体带领者的能力要求

正念团体是一种心理干预团体，但对正念团体的带领者来说，除了需要心理咨询和团体心理治疗相关受训经历，自身的正念练习经验也必不可少。

Segal 等人将正念练习的指导者比作一个游泳教练，教练不能只知道如何游泳的书面知识，自身也必须知道如何游泳——"这不是可信或者能力的问题，而是教师能够'从内心'体现这种他们邀请参与者培养并采纳的态度"。他们建议如果自身没有亲身进行大量的正念练习，带领正念团体是不明智的。同时，指导者自己也要每天在生活中亲自进行正念练习（Segal，2008）。

不仅如此，近年来越来越多的研究也指出，正念练习为培养心理治疗师的觉察、共情以及建立治疗同盟的能力提供了一个有效的方式（Bibeau et al.，2016；Bruce et al.，2010；Cooper et al.，2020；Davis & Hayes，2011；Pollak et al.，2014）。面向心理治疗师的正念干预研究显示，正念练习能显著改善治疗师的个人状态并提升职业能力。在接受正念减压练习（MBSR）或基于正念的训练（MT）后，治疗师的压力、焦虑、负面情绪显著降低，正面情绪和自我关怀显著增加（Christopher & Maris，2010；Shapiro et al.，2007）；职业倦怠和共情疲劳得以改善，幸福感提升，在治疗中的觉察唤醒能力提升（Aggs & Bambling，2010）。对心理治疗方向受训学生的定性和定量研究显示，正念练习能帮助受训的治疗师减少治疗中的分心和焦虑，促进回应来访者的共情表达能力，并增强他们的自我觉察和思考的灵活性（Gockel et al.，2013；Rodriguez Vega et al.，2014；Swift et al.，2017）。

对面向受众为老年人的正念团体来说，带领者自身的正念练习经验既是带领团体的必备条件和辅助良方，也是深入了解老年成员的重要方式。

一方面，老年人长久的生活经验让他们的惯性认知可能更难以被面对和动摇。在实际干预中我们发现，带领者自身若没有融汇的正念练习体验和心得，很难从纯道理层面让老年成员直面自身认知惯性。甚至面对人生经验数倍于自己的老年成员时，年纪较轻经验较浅的带领者，很可能陷入对方的思维陷阱。丰富的自身正念练习经验，可以帮助带领者将正念教学与老年人的实际生活案例结合在一起，在进行正念教学和讲解时更加灵活和从容，也能更巧妙地帮助老年成员转向内觉察自身惯性模式。

另一方面，从心理动力学角度，Terry 在对高龄人群的心理治疗中发现，经历种种丧失的老年人更可能将心中对死亡的恐惧和对衰老的失落投射到带领者身上，给带领者带来很大挑战（Terry，2014）。虽然正念团体并非心理动力学团体，不会直接去讨论成员的移情与反移情，但实际干预中老年成员的内心投射不可避免会给团体带来困难。李孟潮在梳理精神分析与正念文献后认为，正念练习能帮助治疗师在治疗中保持参与观察的状态（李孟潮，2010a），敏锐觉察治疗关系中的移情与反移情，更好地处理投射性认同（李孟潮，2010b）。正因如此，正念练习经验也能帮助带领者更好地觉察团体中存在的移情与自身的反移情，化解团体给自身带来的压力和挑战，乃至运用自身反移情更好地在团体中开展工作。

带领者自身保持正念也是帮助带领者与老年人深入沟通的重要方式。一些老年成员可能习惯沉默寡言或不善表达情绪，此时带领者与他们相处时自身的情绪感受可以被用来了解老年人内心难以表达的内容。Terry 指出，治疗师反思自身情绪反应，可以作为了解老年来访者的方法。带领者自身的正念经验和保持正念觉察状态,可以帮助带领者更敏锐地觉察与老年成员交往沟通过程中的情绪反应,更好地透过自身反移情去了解对方的内心世界(Terry,2014)。

关于对带领者的要求和更多具体建议,我们会在实践篇的逐次课程中,结合具体案例进一步讨论。

(二)带领者的角色定位

作为面向老年人的团体,带领者除了是团体的领导者和正念课程的教授者,还需承担对老年成员的照顾责任。

带领者需要在团体开始前提前对每位团体成员的基本情况有所把握,方便了解每位老年人可能存在的身体和心理不适,提前预防可能出现的风险,尽量让每位成员在团体中都体验到安全和被照顾。

当然,身兼带领者、教师、照料者的多重身份会让带领者疲惫不堪,在团体中也可能干扰其中一种身份的职能,这也要求团体除了一位带领者,还需要一名甚至多名辅助人员。

二、团体辅助人员

(一)辅助人员的职能

团体辅助人员,顾名思义是在团体干预进行过程中,协助带领者开展干预工作。具体而言有以下几种职能:

1. 协助带领者完成团体干预前的访谈和筛查工作。

2. 维持团体干预现场的秩序,包括人员联络、签到、提醒带领者练习时间等。

3. 帮助带领者分发团体干预材料和辅助团体干预活动。

4. 在团体突发状况时协助带领者对老年成员进行干预和急救。

5. 若辅助人员也是治疗师或干预学习者,也可作为同辈督导在团体干预后与带领者一起讨论和分析团体情况。

(二)辅助人员的组成

一般而言,6～8人的老年正念团体,一名辅助人员即可完成辅助工作,人员组成可以根据实际情况而定。例如在社区学校或社区活动中心,单位工作人员或志愿者在经过简单培训后便可作为辅助人员,在养老院或医院等机构,邀请对老年成员情况较为了解的护工作为辅助人员,既能帮助带领者进行辅助工作,也能更好地照顾老年成员。

建议经验较浅的带领者或治疗师，也可先作为辅助人员，了解干预内容，为以后的独自带领积累经验。在团体干预后也可提供辅助人员的视角，共同探讨团体干预中的情况。在团体干预遇到困难时，辅助人员的局外视角，对团体干预的推进也可以起到很关键的作用。因此团体辅助人员除了完成辅助工作之外，也要对团体中的情况进行关注和觉察，这要求在辅助正念团体的同时，自身也练习和培养正念。

第 2 部分
实践篇

实践篇我们会将十次干预按章节逐次讲解，包括每次干预的课程主题、结构、内容框架、课程要点、操作建议等。本部分侧重老年正念干预的具体设计和实践经验，对正念的核心原理也会在相应主题的课程中进行概述。

关于正念的理论和实践书籍已有很多优秀的前辈学者珠玉在前，我们也会在引注和参考文献中列出这些优秀书籍和文献，供有志于此的咨询师或社工朋友们在采用本方案的过程中结合参考。

第四章　正念干预课程一：
认识正念——葡萄干练习

第一节　首次干预前的注意点

第一次课程给老年人群留下的印象,对成员的脱落率和后续开展顺利与否有很大影响。因此在开展第一次干预前,带领者除了对正念课程内容本身的规划外,还建议对以下几个方面加以思考。

第一,很多老年人是带着对正念的疑惑和误解来到团体的,在第一次课程需要对这些疑惑和误解进行回应和澄清。

老年人常见的几个对正念的疑惑和误解是:"正念是不是就是'正能量'?""正念是不是要压抑负面情绪?""正念是不是就是打坐、气功或禅修?""来参加这个团体的是不是都得了老年痴呆症?"在实际干预中,这些误解老年人可能不会直接表露,但如果在课程讲解中一直没有机会予以回应和澄清,可能会对后续练习进程产生很大阻碍,甚至可能给成员造成负面效果。

举例而言,如果一直觉得正念是正能量,会偏离正念对此时此刻保持不评判的态度,在后续的干预中不仅影响练习效果,而且会让成员对课程内容产生困惑:这个课程不是让人学习正能量吗? 为何对负面情绪强调也保持觉察和接纳? 再例如,如果老年人认为正念是打坐或气功、禅修,则可能会将宗教或传统迷信观点带入课堂讨论,偏离科学宗旨和团体练习主题,也可能对不同宗教信仰的老年人产生冒犯。这两种误解都需要在第一次课程时对正念的定义、内涵、无宗教属性有具体讲解。

另一种在干预中经常出现的误解是,认为老年正念干预就是治疗老年痴呆症的,因此参与成员都有老年痴呆症。这种观点是对认知障碍的发生机制和团体目标的误会所导致的，一般在老年团体干预初期经常出现。虽然很多情况下老年人是半开玩笑式地表达，但其中却可能隐含着对自身处境的悲观无奈，这种消极心态也会无意识地影响团体中的其他成员和团体氛围。正如 Yalom 所说，治疗师要能识别且阻止任何威胁团体凝聚力的力量（Yalom，2010），在第一次团体干预时，带领者需要有针对性地对正念改善认知功能相关的原理和目标进行澄清。

在实际干预中，以上几个困惑和误解仅通过一次专门讲解常常也难以解决，有时需要多次强调和澄清。因此我们在后续课程内容和课后阅读材料中，会对相关要点进行摘要和回顾，我们在本章后面的具体内容中会进行呈现。

除了讲解内容和设置材料外，更重要的是需要带领者能灵活觉察老年成员的表达，在课堂讨论中对相关误解和困惑进行及时澄清和回应。

第二，第一次课程老年人可能存在畏惧和紧张心理，需考虑如何在首次课程的设置、团体互动、讲解中化解成员的畏难情绪。

如 Yalom 所说，首次团体干预时，来访者可能预想首次团体干预很可怕，但这种畏惧会随着治疗开始逐渐缓解，治疗师在首次治疗需采取相应措施，以减少来访者的焦虑和不安。Yalom 给出的安抚焦虑的建议是，在会谈前，治疗师打电话联系每位成员提醒参与；会谈开始时，在团体干预室外迎接成员，或者在走廊张贴引导标志（Yalom，2010）。

这一建议对老年团体同样适用。我们建议在团体干预开始前建立成员的微信群，在群中发布介绍课程内容的文章，有条件的干预者可以在干预开始前的筛查环节，对参与老年人进行小型的健康科普讲座，帮助他们了解正念练习的具体内容情况，打消成员心中的疑虑，降低畏惧情绪。在第一次会谈前一天，单独电话或在微信群内以温和的语气提醒和邀请老年人前来参加，并在第二天的会谈时，带领者在辅导室门口迎接每位成员。

同时，笔者还建议，在第一次干预前带领者需记好每位成员的姓名。这不仅可以避免第一次干预时说不出姓名的尴尬，在团体中自然地说出对方的称呼，也会让成员感到亲切和被重视。

在干预内容设置上，为了安抚老年人的畏惧和紧张，本方案选择在开场时通过葡萄干练习引入，而非大段的讲解或生硬的互相介绍。在第三节中我们会具体讲解。

第三，首次课程对树立团体规范来说至关重要，带领者需要在课程前对确定哪些规范和如何确定做好准备。

　　团体规范是指服务于团体目标的成文和不成文的准则,是对某种行为状态的建议或禁令(Yalom,2010)。例如不迟到早退;在他人说话时认真倾听不插话;在团体中保持善意等。根据不同团体的目标确立规范在团体干预初期更容易完成(Yalom,2010),因此在开始初次干预前,带领者需要考虑好团体中需要确定哪些规范以及如何确立。团体规范包括明确提出的准则,也包括隐含在团体氛围中的行为示范。

　　在团体干预的一开始,带领者需开宗明义地提出一些团体规范。在老年正念团体中,除了遵守团体的时间、秩序等基本设置,本方案还建议带领者考虑老年人的交流语言和交流方式这两点作为明确的团体规范。具体而言,交流语言指团体全程用普通话交流,还是普通话与方言混杂交流;交流方式是指,轮流发言,在一位成员发言时候保持倾听,不要插话。

　　实际干预中,由于老年参与者的籍贯和教育程度各有不同,团体中的交流语言有时难以统一。如本课题组在上海市闵行区和普陀区开展的老年正念干预实践中,成员既有上海本地居民,也有来自其他省市的随迁老年人,若不统一沟通语言,则会阻碍成员间的互动交流和团体的顺利开展。交流中途要求轮流发言,则是确保每位成员都有足够的分享机会和良好的分享体验。

　　团体干预中的隐性规范则需要带领者进行塑造。Yalom(Yalom,2010)建议带领者可以从两种角色的角度来塑造规范。一个是作为技术专家,运用自己在团体中的专业权威来强化来对某些行为进行潜移默化的强化。例如借助点头、身体前倾、表示肯定和感兴趣的声音等来对某些行为进行正向强化,运用皱眉、转移注意对象、不评论等对某些希望降低频率的行为进行负向强化。

　　另一种角色是作为具有示范作用的参与者,即以身作则地向成员们展示隐性规范。例如对待成员的发言用非评判的态度予以接纳而非指责和攻击;对待负面情绪不是进入惯性的自动引导,而是进行正念觉察。带领者自身遇到刺激和情绪起伏时保持正念状态,在团体干预中带给成员的示范效应,远比生硬地讲解理论来得实际。这也是为何正念团体要求带领者需要自身具有丰富的正念经验,并且带领期间也要保持练习的原因。

　　心理咨询师或社工读者可在开始首次干预前从以上三点进行思考,结合下文中本课题组方案的设计,在实际干预中灵活运用。

第二节　课程概况

一、课程主题

由葡萄干练习引入，讲解正念的含义、基本原理，团体成员互相介绍，介绍正念团体课程的目标和设置。

二、具体目标

1. 通过葡萄干练习，让成员感受正念觉察的实际体验，帮助成员初步了解正念的含义，理解正念的觉察状态（存在模式）与自动引导的非觉察状态（行动模式）的区别。

2. 在分享葡萄干感受的同时，让成员们相互交流介绍，安抚老年人初次来到团体的畏惧和焦虑，培养成员间的感情联结和团体凝聚感。

3. 让成员了解老年正念团体的目标和设置，有意识地建立起团体规范。

4. 讲解正念的基本原理，回应成员对正念的疑惑和常见误解，让成员初步了解正念是如何改善心理状况与认知功能的。

三、课程准备

1. 葡萄干，无糖饼干（若参与课程的老年成员因糖尿病不能接触甜食则用无糖饼干代替），盛放葡萄干或饼干的容器。

2. 正念饮食课后练习录音。

3. 签到表，课后阅读材料，日常练习记录表（标好本次课程至下次课程间每天的具体日期）。

四、课程内容规划

1. 课程引入和葡萄干练习（10分钟）。

2. 葡萄干练习感受分享讨论（10分钟）。

3. 结合练习反馈讲解正念内涵，介绍正念改善情绪和认知的基本原理（15分钟）。

4. 成员互相介绍，讲解团体目标和设置（15分钟）。

5. 简短的身体扫描练习（15分钟，看时间情况加入）。

6. 发放课后阅读材料和练习记录表，讲解课后练习（5分钟）。

第三节 内容要点与示例

一、课程引入和葡萄干练习

团体带领者如何开场,会对团体氛围和成员的舒适度产生重要影响(Jacobs et al.,2009)。在第一节和第二节中我们已经指出,首次干预需要考虑如何回应和澄清成员对正念的常见误解和疑惑,以及安抚成员初次参加团体课程的畏惧感,在课程引入环节中我们也融入了这两个思考与目标。

在首次课程的环节设置上,本方案并未按照"带领者介绍—团体成员自我介绍—课程讲解—练习体验"这一为大多方案采用的模式,而是采用带领者简短介绍然后进行葡萄干练习作为引入。主要有以下几点考量。

首先,吃东西作为一种日常生活中几乎不需要任何意识去做的自动化动作,可以很好地反映"自动引导"的惯性状态。葡萄干练习通过让练习者放慢吃的速度,专注吃的整个过程,从而让练习者很好地体验到觉察状态和非觉察状态的区别。因此葡萄干练习也为众多正念方案采用(Segal,2008)。

其次,在正念团体中,成员的练习体验是最重要的干预内容之一。在课程的引入环节用练习替代传统的讲师讲解和成员自我介绍,可以让成员感受到该团体并非一个"听讲"的课堂,而是一个体验式的空间,一切互动、沟通乃至领悟都源于每位成员各自的练习体验,这也体现了本团体助人自助的宗旨。

再次,正念作为一种尚不太为大众所知,也较难从字面直接理解的心理学概念,由直接的练习体验引入,可以让成员更好地体会正念的内涵。这既是对概念的理解过程,也起到对正念常见误解的澄清作用。

最后,葡萄干练习对初次参与干预的老年成员来说,是一种新颖而有趣的活动,一方面可以通过练习促进对正念练习的了解,另一方面通过趣味活动开场也抚慰了老年人对未知事物的恐惧和畏难心理。

以下是开场引入和葡萄干练习的示例。

【示例】

各位老师好(*本方案中对所有老年人均称呼老师,成员互相介绍环节对此会有解释*),欢迎来到咱们的正念团体。我是本次团体的带领者×××,大家可以叫我××,接下来五周的团体练习里,我和我的助手 ×××,将和大家一起,共同体验正念的智慧。

首先，让我们一起进行一个有趣的练习——请大家一起来品尝一粒小小的葡萄干。（请助手在每个人手上发放两颗葡萄干）

不方便吃甜食的老师，我们也准备了无糖饼干，可以用饼干来进行练习。（温和真诚地环顾每位成员，进行眼神交流）

现在大家每人手上都有两颗葡萄干。我们的练习很简单，请大家一起想象一下。（稍微停顿，放缓速度。以下的指导语，每句之间需酌情停顿至少10秒，以留给成员足够的觉察时间。带领者在传达指导语的同时，自身也要进行葡萄干觉察练习。说指导语的语气需不带感情色彩，不要带有类似催眠诱导的氛围，而仅仅如实传达觉察葡萄干的方法）

你以前从未见过这两粒东西，可以想象自己是刚从火星来地球旅行的游客，在以往的生活中从未见过手上这两粒奇怪的事物，不知道它是什么，有什么作用。

出于对这粒东西的好奇，现在，请你拿起其中一粒，用两只手指夹住。（稍作停顿，带领者一边描述指导语，一边也拿起手中的葡萄干）

仔仔细细地观察它。（停顿）

仔细观察，就好像你从来没有见过这个东西一样。（停顿）

可以在手中轻轻旋转，观察它的整个表面。（停顿）

表面颜色的深浅，表皮的褶皱，阳光照射在上面不同处的光影……（停顿）

可以带着好奇轻轻捏一捏，感受一下它的软硬程度。（停顿）

仔细地观察你手中这个东西的每一部分，就好像你从未见过它一样。（停顿）

当你在观察手上这颗葡萄干时，脑海中可能会出现各种各样的想法："这样做好奇怪，好傻！""我为什么要这样做？""这样做的目的是什么？""为什么不直接吃掉？"，仅仅需要注意到这些想法的存在，然后将你的注意温和地重新带回到你手中的这个事物上来。（停顿）

也许你可以把它放到鼻子前闻一闻，轻轻地吸气，感受它的气味。（停顿）

现在，慢慢地把它放到嘴边，一边移动一边注意你的手臂是如何运动，如何精确地将它放到你的嘴唇前面的。（停顿）

轻轻把它放到嘴唇边，先不用去咬它，仅仅感受一下它来到你嘴边时，你的身体和内心感受：是否出现想要吞咽的冲动，口水是否有分泌。（停顿）

现在，慢慢将它放到嘴里，不要咬它，先观察一下它在嘴巴里的状态，它来到嘴巴里面后，身体和内心的感受。（停顿）

当你准备好了，有意识地咬一下，注意它的口感，它在你的味蕾中呈现的味道。

（停顿）

慢慢地咀嚼。**（停顿）**

不要很快地吞咽，感受随着咀嚼它呈现出的不同味道。**（停顿）**

感受它的形态随着咀嚼如何变化。**（停顿）**

注意一下，什么时候，你产生了想要吞咽的念头**（稍作停顿）**，感受一下那种想要吞咽的体验。**（停顿）**

最后，慢慢吞下它，试着去感受它从嘴巴，顺着喉咙，一直来到胃部。**（停顿）**

也试着去意识到，你的身体增加了一个葡萄干的重量。**（停顿）**

现在，拿起你手中剩下的另一粒，这次我不再说话，请大家按照刚才的方式，仔仔细细，慢慢地品味手中第二粒葡萄干。

静默一段时间，给成员时间去觉察吃葡萄干当下的感受。当所有成员吃完后，邀请成员进行分享。

二、感受分享

练习是正念课程的核心，而对练习体验进行反馈，则是促进练习中所遇问题具体化的重要方法，也是帮助成员更形象地理解正念内涵的绝佳途径。在本方案中，我们建议带领者以练习为中心，在对练习分享的反馈中展开每次干预的主题，结合具体练习体验来回应和澄清成员所遇到的问题和困惑。

Segal 等人建议，促进练习具体化的一种方法是，带领者需要尽可能地多问开放性的问题（Segal，2008）。例如："对我们刚刚吃葡萄干的过程，哪位愿意谈谈吗？"开放性问题能让成员更多地讲述自己的体验，有助于成员探索自己的问题域，也有助于带领者更具体地理解成员的感受。相反，封闭式问题则只能产生"是"或"否"的回答，不利于成员进一步表达自己的感受。

我们建议带领者使用宽泛的开放式问题作为导入，随着成员的分享提问逐渐具体化，聚焦到成员体验最为深刻的部分，帮助成员对自己的感受进行觉察和内观。

【示例】

带领者 Q："对我们刚才吃葡萄干的过程，哪位老师愿意谈谈吗？"

成员 A："我觉得吃这个葡萄干蛮好玩的，以前没这么吃过。"

带领者 Q："刚才体验让您感到新颖和有趣，可以说说看让您感到好玩的地方吗？"

成员 A："你让我们放到嘴边的时候，不让我们直接吃，让我们停顿一下去感受嘴巴里的感觉，我就感到口水在嘴里分泌，那个感受很有意思，平时几乎感觉不到吃葡萄干会有口水出来。"

带领者 Q："很有趣的体验，您感受到仔细品味葡萄干的时候原来会有口水分泌出来，有人有类似的或其他的感受吗？"

成员 B："我也感到口水的分泌，而且咀嚼到后面口水特别多，葡萄干的味道也比平时吃感觉更有滋味了，一开始酸酸的，后面甜甜的。"

带领者 Q："非常敏锐的觉察，您不仅发现嘴巴里口水的变化，在味觉感受的层次上也更加丰富。"

三、结合反馈讲解正念的内涵

在成员反馈过程中，带领者需要找到合适的时机，结合练习的实际感受引入正念课程的主题和目标。葡萄干练习提供了一种很直观的体验，帮助练习者体会带着觉察的状态（存在模式）和被自动引导控制的非觉察状态（行动模式）的区别，带领者可以通过练习者的感受分享引入对正念内涵的讲解。

【示例】

带领者 Q："两位都提到和平时吃的对比，能具体说说看，像刚才这样吃葡萄干和平时的感受有何区别吗？"

成员 C："平时吃都是一把一把的，直接就放到嘴里嚼了，都是赶快吃完做别的事，一般不会特意去吃，吃多了嘴里只感觉甜腻腻的。像这样慢慢吃感觉是像你刚才说的，味道更丰富了，而且刚才吃了两粒，我发现第一粒和第二粒味道还不一样，一颗涩涩的，一颗带点酸，我蛮喜欢这样的感觉。"

带领者 Q："C 老师举的例子非常形象，觉察得也很细致。我们会发现，平时我们吃东西似乎很少专注于吃的对象和过程本身。一边吃，脑子可能在想别的事，手上可能也在忙碌着其他事情，恨不得赶快吃完，这可能是我们日常最习惯的行为方式，也让我们对事情的体验变得十分单一。但当我们慢下来，仔细地去品味一颗葡萄干，我们会发现，原来每一颗葡萄干都有不一样的滋味，甚至在吃的当下，每一刻都有独特的感受。"

老人们可能有各种各样的反馈，需要带领者进行反映式倾听，并围绕正念的主题灵活回应。例如有些老年人可能会分享自身吃葡萄干时的内在感受，比如觉得引导语太慢，迫不及待想快点吃下去；有些老年人可能会分享由葡萄感引起的联想，比如由葡萄干想起新疆，想到草原；有些老年人则可能会对练习进行思考，为什么要这样吃，这样吃的目的是什么；也有老年人可能表达负面的反馈，比如自己不喜欢吃葡萄干，希望练习快点结束等。

　　与成员讨论的目的，是帮助成员对自身体验感受进行觉察。不论成员的反馈是否积极，带领者都需要保持非评判的态度。大多成员在团体干预之初很难对自身感受进行描述，而只是谈自己的观点想法，因此带领者在回应时，需要有意识地与成员一同探讨产生这些想法或情绪时的内在感受，将讨论带到成员的个人体验上，而非停留在观点层面进行评判。

【错误示例】

　　成员 D："这个葡萄干我觉得太酸了，没有我上次买的那家的好吃。"

　　成员 E："我也不喜欢吃，平时我就不太吃葡萄干。"

　　带领者 W："不好意思，我们下次再挑其他品牌的葡萄干来作为道具试试，D 老师您课后能给我们推荐下吗？"

　　该示例中，成员对葡萄干练习表达了不积极的想法，其他成员也加入进来。带领者的做法是跟成员表达抱歉，虽然看似缓和讨论中的消极态势，却将话题停留在了对葡萄干的喜好观点层面，偏离了团体中讨论的核心，也失去了进一步探讨成员内在体验的机会。

【示例】

　　成员 D："这个葡萄干我觉得太酸了，没有我上次买的那家的好吃。"

　　成员 E："我也不喜欢吃，平时我就不太吃葡萄干。"

　　带领者 Q："嗯，听起来刚才吃葡萄干的过程让两位老师有比较深的感触，我们发现我们在吃葡萄干的时候会有各种各样的想法出现，比如这个葡萄干没有那家的好吃，我喜欢或者不喜欢吃葡萄干，不同的想法会自动出现在我们的脑海里。能跟我们具体分享看看，两位觉得不好吃，不喜欢吃的时候，身体有哪些感受或反应吗？"

　　成员 D："我觉得不好吃的时候就会觉得不太耐烦。"

　　带领者 Q："嗯，不太耐烦……可以说说看您觉得不太耐烦的时候身体发生了哪些变化吗？"

　　成员 D："我嘴里好像嚼得更快了，会想赶快吃掉，再吃另外一颗。"

　　带领者 Q："不耐烦的时候会嚼得更快……想快点再吃另一颗……"

　　正念的一个核心是，对当下的任何情绪感受都保持清醒的觉察。带领者与成员讨论内在感受的过程，虽然没有进行正式的正念练习，但引导成员向内观照，帮助成员潜移默化地习惯对身体感受和内在情绪体验进行觉察，而不是被想法和情绪自动引导。

与此同时，带领者作为团体一员，温和而非评判的反馈态度也以身作则地让成员了解到沟通时的团体规范的方式。带领者非评判性的态度也能抚慰成员初次到来的紧张和畏惧，有助于建立温和安全的团体氛围。

在所有人分享过后，带领者需要综合成员们的反馈，进行一个简单的总结，并正式引入对正念含义的讲解。

【示例】

带领者 Q："刚才的练习，使每位都产生了独特的感受，也引发了大家很多有趣的感想和讨论，其实，葡萄干练习也正是我们生活的缩影。我们生活的大多数时候，都如同习惯性地吃葡萄干一样，受到无意识惯性的驱使。可能我们手头正在做着什么事情，脑海却飘到了九霄云外。在这种被惯性自动引导的非觉察状态中，很多生活中的精彩体验因此被忽视。通过有意识地专注当下，我们能发现更多平时感受不到的内容，体验到更丰富的世界。

我们还发现，吃葡萄干的过程中，脑海中可能随时出现各种各样的情绪、想法、思考、回忆……关于过去、关于未来、关于是非好坏……这些内容会将我们的注意力带离对葡萄干的觉察，不知不觉占据我们的心智。如果我们不加以注意，我们很快便会远离当下的现实体验，被这些冒出来的各种想法所困扰。

我们的正念课程也正是跟大家一起来练习和体验，如何去面对这些内心的过程，如何不受自动的惯性所引导，如何更自由而丰富地去生活。所谓'正念'，'正'的意思并非正邪之意，而是'如实'，即实事求是地去觉察每一刻的念头和身心体验。就像我们刚才吃葡萄干一样，不管是酸是甜是喜是恶，都如实地去体验每一个动作，每一个想法，每一口滋味。这种方法可以帮助我们从自动引导的惯性和评判中逐渐走出来，更自由更智慧地去生活。这既是我们这个课程的方法，也是我们课程的最终目标——更自在地生活。

目前的科学研究也证明，正念的练习能帮助大家激活大脑的海马等关键部位，帮助大家改善认知功能，提高注意和记忆等能力。这也是本课题的另一个重要部分，我们会在后续课程中结合具体内容为大家讲解。

这个练习仅仅是一个开始，接下来的五周课程里，我们会一起更具体地来练习和体验正念，以及如何将正念运用到生活的方方面面，帮助我们改善身心。

简单了解正念之后，现在，让我们来互相了解一下接下来五周我们的团体伙伴，同时也是我们课程的老师——你们在座的每一位成员自己。"

四、成员互相介绍、团体目标、设置

在正念团体中,尽管带领者有时会充当一个类似教师的角色,但与其他心理教育课程不同的是,带领者并非本课程的真正老师,即便是老师的话,也是最不重要的一位老师。准确来说,正念团体中有三位老师。

第一位老师,也是最重要的一位老师,是每一位参与者自己。正念的核心是练习者学会向内觉察,发现自身存在惯性反应,并逐渐通过练习能在散乱的情绪和想法中保持安定,不被自动引导的惯性所牵引束缚。这一切都需要参与者自身在练习中进行体验,向自己的情绪、感受、想法,乃至自己的症状学习,去聆听背后传达的声音,我们在后面的课程中也会通过课程练习、讨论、课后日常练习,不断向成员传达这一点。这不仅是正念的特色与核心,也是练习者理解正念并从中真正获益必不可少的部分。

第二位老师,是身边的团体成员。如我们的干预目标所说,团体中的人际支持和人际学习是本团体的重要组成和治愈因素。一方面,在团体中,成员们相似的生活经验和感受分享能给予成员支持和情感共鸣,给离退休后社会角色转变的老年人们提供人际交往和社会支持;另一方面,团体成员间的互动能让成员拥有机会从不同的角度去发现、理解和反思自己惯常的行为模式。如 Yalom 所说,通过他人的反馈和自我观察,成员会逐渐觉察到其人际行为的长处和局限,这正是人际学习的核心原理(Yalom,2010)。

第三位老师,才是正念团体的带领者,或者正如我们前面所说,带领者的作用更像一个路标,在练习者前进的路上给予一些方向的引导,其引导的方向也并非让练习者向外寻求某个答案或知识,而是引导练习者向内去发现自身的本自具足①。

在上一环节讲解正念的内涵后,带领者可以由正念内涵的介绍,引入正念课程中三位老师的特点,让大家介绍自己这位最重要的老师,以及认识身边的老师。自我介绍的内容可以是来参加团体的目的、动机或其他方面,带领者在每一位成员自我介绍后也需要真诚地给予反映式倾听,给成员们树立团体交流的榜样。

自我介绍部分,老年人们常常会表达自己对于课程的困惑,例如"我来参加这个课程就是听说这个可以防止老年痴呆"或"正念是不是就是打坐、禅修呢?"对于此类问题,带领者需要以专家的角色身份,当场给予澄清和正面解答,帮助老年人

①具足,具备满足的略称。"本自具足",出自《坛经·行由品第一》"何期自性本自清净,何期自性本不生灭,何期自性本自具足,何期自性本无动摇,何期自性能生万法",意为自性的智慧本身具足圆满。

理解正念的内涵和真正目标,打消老年人心中的疑云,为团体的后续课程顺利展开做好铺垫。

五、课后练习的讲解

课后练习不仅是每一节干预课程的收尾,更是成员日常生活中非正式练习的开端。在整个正念干预课程中,课程非正式练习的重要性可能占到 40％乃至更高,因此如何恰当地讲解和通过课程设置调动成员课后练习的积极性,是带领者必须认真思考的部分。

在第一课的末尾,带领者除了需要对本次课程进行一个简单的回顾,还需给成员首次讲解课后练习的具体内容和重要性。本章的第四节附有本课题组设计的第一次课后回顾阅读材料、课后练习说明材料,以及日常练习记录表。

带领者在讲解时可由辅助人员帮助,依次对课后材料内容进行具体讲解,并给老年成员消化和提问的时间,确保成员理解其中含义。

需要注意的是,日常课程记录表需要带领者在准备时提前标好日期。在实践中我们发现,如果让成员自行填写日期,成员完成课后练习的积极性可能不高,而标好日期则可以大大提高参与者课后练习记录的完成度。

第四节　课程材料

材料一:第一次课程总结(表 4-1)

表 4-1　第一次课程总结

正念的定义:

正念源于古巴利文"sati",有注意、觉察之意。"正"有"如实"之意(徐钧,2018)。

正念,即为如实地觉察任何念头——如实地,对此时此刻的任何感受,不加评判地加以觉察。

核心关键词:如实觉察、此时此刻、不加评判。

课程一内容总结:

如果细细体察,你会发现,我们一天中可能有大半的时间都是无法自主的。更多的时候,我们都在无意识地被自己的种种情绪和念头"自动引导"着。

有时可能只是一些生活的琐碎,却导致了非常强烈的负面情绪,并让我们陷入其中久久不能自拔;有时我们手头正做着某件事情,但思维却不知为何在幻想的世界里神游千里,回过神来才暗自恍惚;有时我们明明眼皮沉重,但头脑中回旋的念头就是迟迟无法停滞……

在"自动引导"的状态下,笼罩我们的事件、内心想法、情绪和躯体感觉(我们可能只是朦胧地觉知到)可能会引发固有的思维习惯,这种思维习惯对我们的情绪调节来说,经常是无效的,甚至可能会导致更糟的心境。

随着对每时每刻的躯体感觉和内心想法、情感的更多觉知,我们给了自己更多的自由和选择的空间,我们可以从"自动引导"和固有的思维习惯中走出来。

正念课程的目的,是让我们变得更加有觉知,对我们所面对的情境有更多的选择,而不再是自动地做出反应,从而使我们在面对无常的生活和波澜起伏的情绪时,更为从容和自由。

与此同时,通过正念练习中对注意和觉察的培养,我们也能提升自身的注意、记忆、执行能力等认知功能,帮助大家预防认知症。

在后面的课程中,我们会循序渐进地一同练习和巩固正念,最终帮助大家自助式地运用正念,改善身心健康。

材料二:课程一的课后练习(表 4-2)

表 4-2　课程一课后练习①

1. 在我们下次见面之前,每天尝试像葡萄干练习一样仔仔细细地吃一顿饭。

阅读正念饮食阅读材料,试着像我们课程中吃葡萄干一样,让自己慢下来,仔仔细细去品味一顿饭。将过程中的任何感受,不论您觉得是正面还是负面的,都可以记录在下方。

2. 每次听录音练习后,在记录表上记下日期并打"√"。

在听录音练习过程中,内心如果产生一些情绪和想法,不管是什么,都可以记录在日常练习记录表里。我们在下次课程中将展开讨论。

3. 选择日常生活中一件很普通的活动,比如刷牙、喝水、走路、买菜、做饭,在做这件事时保持觉察它。

当你做这件事时,保持觉察你正在做什么。在下方记录下你尝试带着觉察做的事情,以及你产生的任何想法和感受。

在觉察中走神或者被其他地方吸引是常有的事,正念练习里不必去压抑想法或感受,因为这只会加强它们的控制力。相反,我们开放地去觉察是什么吸引了我们的注意,并温和地再次回到专注觉察的对象,而没有任何自我厌恶或评判。

事实上,意识到内心已经游离的时刻是非常宝贵的。走神不是一个障碍,而是让我们意识到自己的思维习惯,并重新开始觉察的机会,这正是正念的"本质"之一。我们将在后续的课程中继续深入讲解和练习这一部分。

---

①此处改编自 MBCT 的课后练习作业。Segal, Z V。抑郁症的内观认知疗法[M]. 刘兴华,译. 北京:世界图书出版公司北京公司,2008.

材料三：正念饮食指导语(表4-3)

表4-3　正念饮食指导语①

结合本课程所学的葡萄干练习,尝试在生活中参照以下步骤,选择一样水果,或是一道菜,如我们课上吃葡萄干一样,仔细觉察食物的丰富滋味。

用眼睛看:把你选择的食物放在面前,花点时间细致地观察它,注意它的颜色、光线照在什么地方,以及它表面的特征。

用手触摸:用你的指尖轻轻触摸食物,触碰的时候感受一下它的质地。当它安住在你的指尖时,试着注意它可以被感触的细节,柔软还是坚硬,黏稠还是光滑,湿润还是干燥。

用鼻子闻:把食物放在鼻子下面轻轻地嗅一下。尝试把食物从鼻子前移开,然后再慢慢靠近,同时觉察你闻到的气味是否有了变化。

用舌头尝:把食物放在你的舌头上,在开始咀嚼之前先停一下,让它在舌头上停留一会。你可能会注意到自己需要咀嚼和吞咽的欲望。再试着将食物从嘴里的一边移到另一边,并觉察体味食物停留在唇齿之际的感觉。

用牙齿咀嚼:开始有意地主动咀嚼这种食物。关注出现的味道,注意可能会随时间推移而变化的质地。觉察任何想要吞咽的欲望,然后在真正开始吞咽的时候,继续把注意力有意地放在你的思绪、情绪和躯体感觉上。

在正念饮食练习结束后,回忆下刚刚的体验,针对以下几个问题,描述并记录下自己的感受。

1. 当你如此专注地去吃一种食物的时候,发现了什么?

2. 你觉得做这个练习的时候跟平时吃饭的时候,有什么不同?

---

①改编自 Taitz, J L. 驾驭情绪的力量:7步终结情绪饮食. 杭州:浙江人民出版社,2018.

材料四：日常练习记录表（表4－4）

表4－4　课程一的日常练习记录表

学以致用。练习记录并非机械式的任务，而是让你尝试在生活中培养觉知、照抚身心，在生活中学习和应用正念。

知行合一。正念并非仅是课程中的理论和短暂练习，它旨在帮助你在生命中的任何时刻任何地方，都更自如地面对自己、面对世界。日常的正念练习和感受记录，是培养正念的第一步，也是将正念融入生活最重要的一步。

星期/日期	今天是否跟随录音进行正念练习（是则打√）	今天是否有尝试带着觉察做一件事，做了什么？	今日正念吃一顿饭或带着正念觉察做一件事时，产生的想法、情绪或感受
周二（具体日期）			
周三（具体日期）			
周四（具体日期）			
周五（具体日期）			

第五章　正念干预课程二：觉知当下——身体扫描

第一节　课程概况

一、课程主题

介绍和练习身体扫描,讲解将身体作为专注觉察焦点的方式;讲解和讨论练习中的常见问题。

二、具体目标

1. 通过练习、讲解和反馈讨论,让成员理解身体扫描的原理和方法,感受将注意聚焦在身体上的体验。

2. 讨论和解答成员遇到的普遍问题。

3. 对上一次的家庭作业进行讨论。

三、课程准备

1. 签到表,课后阅读材料,日常正念练习记录表(标好本次课程至下次课程间每天的具体日期)。

2. 正念身体扫描课后练习录音。

四、课程内容规划

1. 身体扫描练习(25~30 分钟)。

2. 练习感受分享和讨论,结合讨论讲解将身体作为专注觉察对象(15 分钟)。

3. 上次课后作业感受分享和讨论(10 分钟)。

4. 发放课后阅读材料和练习记录表,讲解本次课后练习(5 分钟)。

5. 以 2~3 分钟的呼吸练习来结束本次课程练习(5 分钟)。

第二节　内容要点与示例

正念团体干预一般都以练习作为开场。一方面可以帮助参与者在课程之初进入正念的状态，另一方面也可以在对课程回顾的基础上，引入上一次课后家庭作业中的练习讨论。同时，研究建议，尽可能地先对刚刚进行的练习进行讨论，而将家庭作业中做的练习放到后面讨论。其原因在于刚刚进行的练习中产生的问题，常常与课后家庭作业中的体验非常吻合，带领者可以提炼出常见主题统一讨论，再去讨论家庭作业中各人产生的特殊主题（Segal，2008）。

本方案也沿用了以上这两项设置：以练习为开场，先讨论刚刚完成的练习反馈，然后讨论家庭作业中的练习反馈。除了以上原因，还有一项非常重要的考量是，这样设置可以使团体聚焦于此时此地。

对任何心理团体来说，对此时此地体验的激活和运用都是团体力量的重要来源。如 Yalom 直白地指出："团体中的即时事件，比同时发生于团体之外或以往发生的事件都更为优先（Yalom，2010）。此时此刻的经验不仅会让团体内的成员、治疗师产生强烈的感受，促进反馈、情绪宣泄和有意义的自我暴露，而且对此时此刻经验的历程阐释，是促进人际学习的必要过程。"

对老年正念团体来说，此时此刻的应用对课程主题的讲解和澄清十分关键。带领者如果照本宣科地讲解课程知识，很难引起老年人的兴趣，也很难将正念的内涵结合老年人的实际反馈让其获得体验式的理解。因此在实际干预中，很多时候课程主题的引入和讲解，需要结合当下此时此刻老年成员们的反馈进行阐释。这对带领者自身的带领经验和正念水平具有一定要求，但若能做到，则会让团体干预生动而灵活，极大地调动老年人的积极性和对团体干预的参与感，帮助老年人更好地理解和练习正念。我们会在本节中具体举例。

一、身体扫描练习

身体扫描是正念练习中一个基础且十分有效的练习。在身体扫描中，练习者通过将注意依次停留在身体的各个部位，对其进行仔细而温和地觉察，可以帮助练习者培养专注、平静而灵活的专注觉察能力。

通常身体扫描以仰卧的姿势进行，如果场地和成员身体条件不允许，坐姿亦可练习。从一只脚的脚趾开始，依次向上，将我们的身体像之前觉察的葡萄干一样，注意力在所处部位停留片刻，对所处部位产生的任何感受都进行仔细觉察。不论觉察部位是酸、是麻、是胀、是痛，是冷或者热，对出现的任何感受都带着好奇和开放的心态去加以觉察和感受，允许其自然呈现。在身体扫描的过程中，也可将呼吸与所觉察的部位连接起来，感觉在每一次呼气的时候，身体的紧张感和疲惫感随着呼吸被带走，而在每一次吸气时，活力与能量被带入到所觉察的部位（Kabat-Zinn，2018）。随着对身体各部位温和而仔细的觉察，原本不易察觉的身体紧张也得到放松和舒展。

身体扫描也给练习者提供了一个很好的机会，觉察情绪在身体上的反应，帮助练习者更好地学会觉察和处理情绪（Segal，2008）。在日常生活中，除非出现明显的疼痛或感觉，我们往往很少留意身体的细微感受。然而身体感受却和我们的情绪紧密相连，每一种情绪都会在身体反应中表达出来。例如，焦虑的情绪可能提升人的心率，加速呼吸，使人肌肉紧张乃至颤抖；抑郁会让人身体感到沉重、疲惫或迟钝；愤怒则会让人感到身体发热，手臂和腿部肌肉发紧，仿佛在做出迎接战斗的准备（McKay et al.，2017）。

随着身体扫描练习的熟悉和深入，一方面练习者可以通过敏锐觉察身体的变化来感知情绪，另一方面，身体扫描也为练习者提供了不同于穷思竭虑①来摆脱情绪困扰的新的方式：向内觉察自己的身体产生了怎样的感受，与当下的感受产生联结，而不是久久困在思维漩涡之中。

面向老年群体的身体扫描练习中，我们在原始 MBSR 的身体扫描基础上，加入了更多的自我关怀元素。如我们在第三章已经初步提到的，自我关怀是以一种善意、温暖和接纳的态度对待自己，提倡"在痛苦中善待自己"，学会拥抱自己和接纳自己不完美（Neff & Germer，2020）。

自我关怀的能力对历经风雨，承受着病痛和衰老的老年人来说尤为重要。一些老年人可能对自己的身体、外貌、大脑功能或社会身份等并不满意，心中产生自卑感，乃至常常对自己和自己身体产生苛责。加之身边子女常常不在身边，一个人孤立无援也无人诉说，久而久之对身心产生负面影响。

研究发现自我关怀的练习可以帮助人们减少对身体的羞愧感和对外在价值标准的依赖程度，接纳和欣赏自己的身体与内在（Neff & Germer，2020）。在融入自我关怀的身体扫描中，除了对每个身体部位保持专注觉察外，引导语中会加入对身体的祝福和感激，尤其是那些感到不适或对其抱有不满难以接纳的部位，可以将温

---

①强迫性地陷入持续反复的内心思维，常令自身感到焦虑与痛苦，却又无法自拔。

和善意的祝福发送给这些部位，对它们表达关怀与支持。也可以将手放在这些部位，感受手心的温暖和善意传递到身体不适或难以接纳的部位。

自我关怀身体扫描练习①

1. 找一个舒服的姿势，安然地仰面躺下（或坐着）。让身体放松，注意力从外在温和地收回到自己的身体。轻轻地闭上眼睛，就这样安然、舒适地躺着（或坐着）。

2. 试着将一只手或者双手的手掌，轻轻放到自己的心口。感受手掌放在心上，温暖而善意地抚摸。缓缓地做几次深呼吸，感受一吸一呼间，手掌和心口的接触，让自己伴随手心的温暖和善意，放松下来。然后，请将双手放回身体两侧（坐姿则放回大腿）。

3. 觉察一下自己此刻的呼吸和身体感受。将身体作为一个整体，感受身体与垫子或椅子之间的接触。感受接触面之间的触感和压力，随着每一次的呼吸，让你的身体一点点沉入垫子或椅子里。

4. 在这个练习中，你要做的只是单纯地去觉察此时此刻身体的感受，带着好奇心去体验和探索，不需要刻意去放松，不用刻意达到任何理想的状态，也不用期待任何特殊的体验。

5. 现在，请把注意力带到腹部，带到呼吸给腹部带来的感觉上。

6. 在吸气的时候，感觉腹部微微地膨胀。在呼气的时候，感觉腹部微微地回缩。不用刻意地控制呼吸，只需跟随呼吸自然的节律，感觉腹部的起伏。

7. 好，接下来把注意力从腹部往下，转移到左腿，顺着左侧的大腿、小腿一直到脚上。依次去关注左脚的每一个脚趾，带着好奇心去探索每一个脚趾的感觉。你不需要去做任何事情，只是单纯地去体验脚趾存在的感觉。

8. 尝试想象在每一次吸气的时候，气息进入肺部之后顺着流向全身，通过左腿一直到达左脚的趾头。在呼气的时候，想象气息从脚趾和脚上面流回来，顺着左腿和躯干从鼻孔里面出去。用这种方式呼吸几次，每次的吸气都直灌脚趾，每一次的呼气也都从脚趾开始回流。

9. 你可能感觉到微微的痒、麻或者微微发热，也可能没有什么特别的感觉，这也是一种感觉。无论体验到什么，只需要去觉察它，如果它与你所期待的不同，也不用去改变它，只是带着善意向这份感觉开放，与之共处。

---

① 此版指导语结合 MBCT 身体扫描冥想指导语和 MBSC 正念自我关怀指导语改编。

10. 现在,请邀请自己把注意力从脚趾带到脚底——轻轻地去探索脚掌此刻的感觉。

11. 脚底几十年来,承载着我们全身的重量,支撑起了我们整个身体。如果你感觉合适,不妨借此机会,对自己的脚底表达感激,说一声:谢谢。

12. 出现任何让你舒服或不适的感觉,都对他们保持觉察和开放。

13. 现在把注意力放到脚的其他部位。

14. 脚踝。

15. 脚背。

16. 骨头。

17. 关节。

18. 思维有时难免会从呼吸和身体上游离开。那是很正常的事情,也是思维的一个特点。当你发现这种情况时,可以留意下思维的去向,如同看到脑海中闪过的一出剧目,仅此而已,然后把注意力温和地带回到你原来关注的部位。

19. 接着,邀请自己把注意力带到左腿的小腿部分,感受小腿的肌肉,感受此刻肌肉的紧绷程度。

20. 左腿的膝盖。膝盖也承载着我们身体大部分的重量,你也可以借此机会,对它表达一句感谢和祝福:谢谢承载我的身体,愿你放松,愿你健康……

21. 继续扫描,你可以把整个扫描的过程当做一次孩童好奇的探索,一次充满趣味的玩耍,让注意在身体部位间移动……

22. 大腿。

23. 臀部。感受臀部肌肉,臀部和腰部连接的地方。

24. 整条左腿。让觉察和温柔的善意充满整条左腿。

25. 接着把注意力从左腿转向右腿,经过右侧大腿、小腿来到右脚,依次去关注右腿每一个脚趾。

26. 右脚脚底。

27. 右脚踝。

28. 脚面。

29. 右小腿。

30. 右膝盖。

31. 右大腿。

32. 臀部。

33. 腹部。感受腹部随着呼吸的起伏,你可以试着感受腹部中内脏的运动。腹部中内脏维持着我们身体的许多功能,也可以试着对腹部说一声感谢。

34. 不论你感受到什么,只需要去觉察,允许当下发生的所有感受,让当下任何状态都按照自然的方式去呈现。

35. 胸腔。感受胸腔中随着呼气的一扩一缩。试着将手放到心口,感受此刻的心跳,此刻出现的任何感觉。

36. 感受一下整个背部,背部与床或地面或椅背的接触。

37. 让自己像小孩子玩耍一样,带着好奇去探索每一个觉察的部位,也像对待小孩子一样,温和而善意地看待自己身上发生的一切感受。

38. 两侧的肩膀,肩膀的肌肉松紧……

39. 两侧手臂。

40. 手腕。

41. 手指。

42. 接下来将注意力带到脖颈。如果你的脖子感到舒适,可以在心里向它表达感谢和善意,也可以用手轻轻抚摸脖子,给她带去温暖和感激。如果你的脖子感到紧张和不适,请为它送去你的祝福和关心,善意地抚摸。

43. 将注意力带到头部。从后脑勺开始,到整个头部的头骨。

44. 面部。

45. 额头。

46. 眉毛。此时此刻的眉毛是怎样的状态,是紧张抑或是松弛?尝试一边觉察一边将呼吸带到眉毛的部位,也将善意和关怀传递给眉毛。

47. 眼眶。

48. 眼球。

49. 鼻子。

50. 脸颊。

51. 嘴巴。感受此刻嘴角的状态。同样,无论呈现怎样的状态,都允许其自然呈现,将善意和关怀带给嘴巴。也许随着你的觉察和关注,嘴角的状态也会发生细微的变化,同样开放地去觉察这些变化。

52. 接下来,再次感觉身体作为一个整体,坐着,躺着,呼吸着。在最后的几分钟,觉察在每一刻出现的任何最强烈的感觉。对你周围的世界保持开放。允许声音进来。如果你的眼睛是闭着的,轻轻地睁开。注意光线、阴影和色彩。或许你的脚正在接触地面,你的臀部正在椅子或垫子上,觉察这种感觉以及产生的任何其他的感觉。

53. 当你准备好,动动手指和脚趾,伸展伸展身体,在接下来的活动中保持觉察。

二、练习中的常见且重要的问题

Segal 等人在 MBCT 手册中列出了初次练习身体扫描以及其他正念练习时经常遇到的几个问题,这些问题在老年群体的正念练习中也十分普遍:

· 成功/失败问题:"我做得对吗?"

· 如何面对疼痛的躯体感觉?

· 如何面对环境干扰和心理游移(分心)?

此外,老年人中另一个常见问题是,练习中的瞌睡现象。在初次进行正念身体扫描或正念呼吸的几次课程中,即便时间仅 10～20 分钟,我们仍然发现较多老年人会出现打瞌睡的现象,这一现象可能一直要持续到第三、第四次干预时才会有所好转。以下结合示例对这几个问题进行具体讨论。

(一)成功/失败问题:"我做得对吗?"

在正念练习里,没有所谓成功与失败之说(Segal,2008)。这是正念练习与其他干预非常不同的一点,也是正念练习中极为重要的一个核心认识。

"成功与失败""做得对或不对""这种体验应该或不应该",这些想法在正念练习中经常出现。事实上不仅初次接触正念的练习者,即便练习很久的正念修习者,都可能落入这些评判标准。原因在于,人们惯常的行为模式是紧张的,以目标为导向的(Susan M Pollak,2017),在做任何事尤其进行某种练习时,总期望达到某个目标,获得更好的表现和社会认可,或者通俗来讲——寻求取得"高分"(Segal,2008)。许多心理困扰也由此展开。

正念练习的本质,并非寻求某种高分或达到某个标准,相反,正念恰恰旨在帮助练习者从这种思维惯性中解脱出来。这也是贯穿正念练习始终的核心主题——如何面对和放下各种各样的评判,接纳我们自身,看到自己的本自具足。在课程后期,我们会设置专门的主题对此进行讨论。

在干预初期的练习中,带领者需要结合成员此时此地的反馈,不断跟成员强调——在练习中无需达到任何特殊的体验,甚至不必努力地放松。即便发现自己经常走神或者难以跟上指导语,并不意味着自己做得不好或者能力存在问题。这些情况是练习中经常发生的事情，这正是思维运作的惯性使然。

面对出现"成功/失败"的自我怀疑时，一方面，认识到这只是脑海中出现的一个想法（在第十章课程七我们会专门讨论），只需要有意识地注意到，然后重新将注意力温和地带回到当下正在觉察的部位，不沉浸在惯性思维中被其带走。另一方面，发现自己转瞬即逝的念头，不论它是什么，这都已经是在进行正念觉察。与此同时，带领者需鼓励成员带着好奇和开放的心态去觉察任何情绪或想法产生时自身的直接体验。如 Kabat-Zinn 所言："在冥想修习中，我们最好坚持并尊重个人的直接体验，不要为'这'是否是你该感受到的、该看到的或该考虑到的而忧心忡忡……要相信，在此刻中，此刻即是，无论这个'此刻'是什么，在何处。要深刻地感悟当下中的'此刻'是什么，要始终保持正念，任由这一刻进入下一刻，无须分析、无须言语、无须判断、无须谴责或怀疑；只观察，接纳，敞开心扉，顺其自然。只关注脚下这一步，只关注此刻。"（Kabat-Zinn，2014）。

不必努力达到任何特殊体验，还意味着不必跟任何人的体验进行比较，对老年成员来说强调这一点可能尤为必要。在老年团体中，成员间可能会不经意地进行比较，例如一位成员反馈十分放松，而在场的其他成员则可能没有这些感受，甚至可能感受到让自己不舒服乃至煎熬，此时成员间便可能由于体验的差异而产生互相比较的心理。

带领者在反馈时需带着非评判性的态度，不能推崇某种看似正面的感受，也不能因反馈较为负面就加以评判（正面、负面亦是一种评判，此处仅为言语方便使用一般意义上的正负之说，究竟而言，在正念中无所谓正面或负面的评判），而是无论成员产生何种体验，都在讨论中引导其进一步向内觉察产生这种体验时的身体和情绪感受。

（二）如何面对躯体疼痛或不适

疼痛和痒、麻等不适感也是身体扫描和其他正念练习中经常出现的感受，在老年群体中这一点可能更为普遍。老年成员更易伴随慢性疼痛的问题（Gagliese & Melzack，1997），在坐姿的身体扫描或正念呼吸练习中，由于较长时间的静坐，这种慢性疼痛的影响可能较为明显。

先前的正念干预研究显示，正念在缓解慢性疼痛方面具有显著的改善效果，并且正念为面对和理解疼痛提供了一个新的视角（Chiesa & Serretti，2011）。疼痛的系统论范式认为，疼痛并非只是"身体问题"，而是全系统的问题。来自身体外表及体内的感官冲动经由神经纤维传导到大脑，在这里这些信号被记录下来并被解释为疼痛，但大脑和中枢神经系统可以通过认知和情感功能影响对疼痛的感知。换言之，身心并非完全割裂单独存在——疼痛永远有着一个情感维度，通过改变对疼痛的认知，可以减少对疼痛感附加的额外经验（Kabat-Zinn，2018）。

佛学中对此原理有一个精妙的两支箭比喻：

"愚痴无闻凡夫身触生诸受，增诸苦痛，乃至夺命，愁忧称怨，啼哭号呼，心生狂乱，当于尔时，增长二受，若身受、若心受。譬如士夫身被双毒箭，极生苦痛，愚痴无闻凡夫亦复如是。增长二受，身受、心受，极生苦痛。"

——《杂阿含经·卷十七》（宋天竺三藏求那跋陀罗译）

意思是，一个人体验到的痛苦，包含身体的感受（身受）和心里的感受（心受）。感到痛苦时就好比中了两支毒箭，第一支箭是身体的感受，紧随的第二支箭是心理痛苦。身体感受和心理感受共同组成和增强了痛苦体验。

在现实生活中，人们常常会由一种身体疼痛或不适感而产生各种各样无意识的联想和担忧。例如，担心疼痛会一直持续下去；担心疼痛会让人死去；因为疼痛抱怨自己的身体"为什么我总是因为身体反应练习不下去，我真没用"…… 这些自动习惯引导产生的内心想法，无形中增加了疼痛的体验。形象而言，原本 3 分的生理刺激，加上心理负担后变成了 7 分的疼痛，并且久久萦绕在心头挥之不去。

身体扫描的核心，正是通过将注意力聚焦在当下实在的躯体感受上，帮助练习者从内心的穷思竭虑中解脱出来，从而减轻身体上的疼痛和不适感。因此，在练习中身体出现强烈的感受时，所要做的仍然是仔细觉察当下的身体体验，将善意的觉察和开放的心态带到这些部位（Segal，2008）。通过这种心理视角的转换，我们会发现疼痛和不适感原来并不会持续存在，而是有升起、持续、变化，最终也会在觉察中逐渐减弱乃至消失。

在讨论中，带领者需引导成员区分引发不适感的心理成分和当下躯体感受，将觉察的焦点带回到当下的体验，而不是脑海中的穷思竭虑。

例如结合成员的反馈，反映式地询问：这种不舒服感受持续了多久？是一直保持不变还是随着时间会发生一些变化？发生了怎样的变化？

这样询问的目的是，帮助成员意识到，疼痛或不适感实际并非一成不变地存在，而是也会逐渐变化，会有升起、持续、高潮乃至最终消失。

在身体扫描中，不适感其实是非常好的觉察目标。通过带着善意的好奇和开放的心态对其进行一次次的探索，能让成员逐渐习惯不再经验性地回避压抑或被疼痛产生的穷思竭虑所席卷，而是学会面对和逐渐接纳情绪，这也是我们后面几次课程的核心主题之一。

（三）如何面对环境的干扰和心理游移（分心）

环境干扰在实际干预中常常无法避免，由环境干扰或其他因素导致的心理游移，更会伴随正念练习的始终。在练习之初，成员常常会认为干扰是正念练习的障碍，随之而来的心理游移是"错误的""不应该的"。

带领者需反复强调，心理游移是人内心的本性，不用因此认为自己就是能力不行或者不合格的练习者。即使很有经验的正念修习者，在练习时也会有各种各样的想法出现在脑海里。正念的目的，并非是试图停止想法或思考，相反，带着这样的目的反而会让自己脑海中的念头越来越多。

正念需要做的，是如何面对和看待心理游移。一个对待干扰和分析的比喻是：将脑海中飘过的各种念头当做天空中的白云，它们飘过来，一会儿又飘过去，但无论云朵如何在脑海中飘过，它们都不会影响天空本身。另一个巧妙的比喻是，仅仅将脑海中飘过的各种念头当做思维溪流里泛起的水花，我们注意到它们的出现，但不必陷入其中（Segal，2008）。团体成员需要在练习中逐渐习惯一次次地心理游移，又一次次重新集中注意力，如 Sharon Salzberg 所说，"不是成为一个障碍而是再次开始的机会，正是正念的'本质'"（Susan M Pollak，2017）。

每一次的环境干扰和心理游移，或者任何一个团体中的困难时刻，也都可以成为觉察内心的一个契机（Segal，2008）。在实际干预中，带领者抓住这些时刻，可以更好地运用此时此刻的经验，帮助成员觉察当下的感觉和理解正念的内涵。

【示例】

带领者 Q："对刚才的身体扫描练习，大家有哪些体验愿意分享的吗？"

（突然有人推门进入，助手没来得及拦住，进来发现敲错门了）

大家陷入一阵沉默，没有人愿意发言。

带领者 Q（环顾所有成员）："我们陷入了沉默。这个沉默似乎是对刚才发生的事情的一个无声的回应。我感到似乎有情绪在沉默里流动。有人愿意分享现在内心的感受吗？"

成员 L："刚才那个人太没素质了，随随便便就推门进来也不敲门。"

带领者 Q："您觉得这很没素质，这让您有些生气，好像感到被冒犯。"

成员 L："对，被冒犯。怎么随便就进来了，刚练习的氛围都被破坏了。"

带领者 Q："能说说看您现在的感受吗？"

成员 L："就是有点气。"

带领者 Q："有点气……您觉察一下，这种气给您的身体带来了怎样的变化吗？就像我刚才做身体扫描一样。"

成员 L："我感觉胸口有点闷闷的，说话有点急。"

带领者 Q："您平时生气时也会出现类似反应吗？"

成员 L："好像是，我平时生气也会说话有点急，有时候和孩子吵架胸口闷得慌。"

带领者 Q："谢谢您的分享，非常好的觉察。我们会发现，平时应对事情时，我们在相似情境下，可能会有一些类似的身体反应，比如生气时，都会胸口发闷，气短，说话急促，等等。这些相似情境下激发的反应，已经成为我们身体的惯性，不知不觉就会控制我们的情绪、身体、行为。如果不加觉察，我们可能一直发现不了这些惯性，就这样一次次地受其左右，久而久之为我们造成适应不良的困扰。身体扫描练习中，大家通过有意识地注意身体感受，一方面培养我们的专注和定力，另一方面也提升我们对身体和情绪的觉察能力，帮助我们从惯性反应中解脱出来。

（四）如何面对睡意

在前几期的练习中，成员出现睡意的情况可能经常出现。其原因可能来自多个方面。绝大多数情况下，老年人在白天容易犯困，是睡眠障碍的一种表现。患有睡眠-呼吸暂停综合征等睡眠障碍的老年人，夜间睡眠中大脑会处于慢性的缺血、缺氧状态。这影响了老年人的睡眠质量，从而导致白天间歇性犯困（Kennedy，2001）。部分生理疾病也会引起老年人日间困倦。例如，甲状腺功能减退、2 型糖尿病或心脑血管疾病就与日间瞌睡有一定相关性，白天爱犯困、嗜睡可能是此类疾病的症状表现之一（Bahammam et al.，2011；Bansil et al.，2011；Tasali et al.，2008）。另外，本书重点关注的情绪障碍和认知障碍老年患者也会在白天困倦疲乏，注意力减退，保持相对清醒的能力下降（Suh et al.，2018；Uchmanowicz et al.，2019）。但随着正念练习的深入，此类症状会有一定改善。

从正念练习的角度看，平时人们的思维大多被外在世界的纷扰所吸引，初期接触正念练习后，注意力从外在被转向内在的安宁，大脑获得了难得的休息机会，因而前几次练习可能容易睡着。

有些老年人可能会将睡意当成练习产生的积极反应，因为这让自己感到放松并想要睡着。此时指导者需要在反馈讨论中跟成员澄清，躯体扫描以及其他正念练习的目的，并非为了放松或是保持某种让自己愉快的感受，而是帮助练习者培养觉察能力，让自己安住在当下，这可能伴随一些平静、安详、放松的状态，但这并非练习的目标所在，而只是其中的副产物。

也有老年人会将睡意当成负面的反应，对自己产生苛责，或认为练习没有用。这时也可以如上文所讲的，当成觉察自己面对负面反应的机会。带领者可以带着非评判的态度，进一步询问成员练习中产生困意的细节和感受体验，帮助成员在此时此刻的经验之上向内进行探索。

发现练习中有睡着的老年人，带领者也需在指导语中结合实际情况进行变通，对其进行提醒。例如："如果你感到困意，可以微微睁开双眼，将脊背挺直，让自己保持清醒。"在实际干预中，一般到第三第四次课程，健康老年人练习中的瞌睡情况会减少很多。

干预时间对练习中瞌睡的情况也会产生影响。如果时间安排在午后，习惯午睡的老年人可能更容易产生睡意。因此建议尽量将干预时间放在清晨，让成员在保持清醒的时刻参与练习，可以达到更好的效果。

第三节　课程材料

材料一:课程二的课后练习(表5-1)

表5-1　课程二课后练习

1. 在下一次课程前,每天跟随录音进行身体扫描,在练习记录表上打"√",并记录下练习中的所感所想。

2. 继续尝试每天一次正念饮食,在下方记录下自己的感受。

3. 阅读材料《洗碗就是洗碗》,尝试用正念的方式洗碗或者做一件家务,记录下您的感想。

材料二：阅读材料（表 5 - 2）

表 5 - 2　阅读材料

洗碗就是洗碗①

洗碗时，就应该只是洗碗，也就是说，洗碗时，应该对"正在洗碗"这个事实保持全然的觉察。

乍看之下，可能有点傻——干吗要这么强调这样简单的事呢？

但这正是关键所在。"我正站在这里洗这些碗盘"这件事实，是个不可思议的真实。当下的我，正是完完整整的我自己，随着我的呼吸，觉知到我的存在，觉察到我的心念与动作。

我不会像个被浪花左拍右击的瓶子一样，毫无觉知地被抛来抛去。

洗碗的方式有两种。第一种是为了把碗洗干净而洗碗，第二种是为了洗碗而洗碗。

如果在洗碗时，我们只想着接下来要喝的那杯茶，因此急急忙忙地把碗盘洗完，就好像它们很令人厌恶似的，那么我们就不是"为了洗碗而洗碗"。进一步来说就是，洗碗的时候我们根本没有活在当下；我们站在水槽前，完全体会不到生命的奇迹。

如果我们不懂得洗碗，很可能我们也不懂得喝茶：在喝茶的时候，我们又只会想着别的事，而几乎没有觉察到自己手中的这杯茶。这样，我们就是被未来给吸走了——无法实实在在地活着，甚至连一分钟都不能。

——一行禅师《正念的奇迹》

阅读之后有何感想？试着写下来。试着用这种觉察的状态去做一件生活中平常的事，可以是做饭、走路、买菜等，写下你的感想。

---

①节选自一行禅师《正念的奇迹》。

第六章　正念干预课程三：
培养定力——正念呼吸

第一节　课程概况

一、课程主题

讲解和练习正念呼吸,讲解正念呼吸对觉察和专注能力的培养。结合正念呼吸与身体扫描,教授和练习八段锦。

二、具体目标

1. 练习正念呼吸,讲解正念呼吸和注意点。

2. 教授八段锦的起式、第一式、收式,在运动的同时配合呼吸练习身体觉察。

三、课程准备

1. 签到表,日常练习记录表。

2. 正念呼吸课后练习录音。

3. 八段锦起式和第一式讲解视频,正念行走课后材料,"牧牛"公案故事课后阅读材料。

四、课程内容规划

1. 练习正念呼吸(15 分钟)。

2. 反馈和讨论,结合反馈讲解正念呼吸对身心的改善原理(15 分钟)。

3. 正念结合八段锦练习(20 分钟)。

4. 简短休息(2～3 分钟)。

5. 总结本次课程,发放并讲解情绪记录表(5 分钟)。

6. 以 2～3 分钟的呼吸练习来结束本次课程(5 分钟)。

第二节　内容要点和示例

一、正念观呼吸

（一）呼吸

呼吸和心跳一样，是人身体最基本的律动。从生命的开始到消亡，我们无时无刻不在呼吸。生活中，我们却很少会特意去关注呼吸，觉得它平平无奇，毫无新意。但若将注意力聚焦到呼吸上，哪怕只是短短的几秒钟，你会发现，每一刻的呼吸都独一无二，其中蕴含着生命的信息和力量。正念观呼吸练习，便是与自身与生俱来的律动和力量成为同盟，共同工作。

将注意力集中到呼吸上，是培养专注的核心练习。呼吸像一根锚，可以随时随地帮助我们在情绪和想法的海洋中安顿下来。最初，我们在干预课程中专门练习呼吸，从一开始的 15 分钟，到后来的 30 分钟乃至更久；最终我们在课程之外，无论身处何处，都可以随时将注意力聚焦到呼吸上，让我们保持平静和清醒。

呼吸既是与当下产生联结的坚固纽带，也是开启觉察最方便的入口。在任何时候任何地方，无论我们体验到什么，呼吸都可以将觉知带回到当下的实相，不迷失在思维的漩涡之中。后五次以开放觉察为主轴的课程练习，也都建立在呼吸练习的基础上。

因此，观呼吸练习中已然蕴含了正念核心的两个部分：专注练习和开放觉察。在前几次的课程中，我们会更聚焦在专注练习上。如本章的标题所言，培养定力——帮助培养专注，从纷扰的情绪和想法中安定下来。在专注的基础之上，后五次课程结合呼吸的练习，我们也逐渐培养成员的开放觉察的能力——洞察自身存在的自动引导的惯性模式，并从中解脱出来。

（二）"牧牛"与"牧心"

观呼吸练习中，不可避免的是，我们的思维会从对呼吸的观照上飘离开来。如我们上一章练习身体扫描时所讲的，思维游移是练习中常有的事，在观呼吸练习中也是如此。

关于呼吸练习时如何面对思维游移，禅宗公案中有一个形象的故事（包祖晓，2015）：

有一次，石巩在厨房里工作，马祖问他在做什么。他说："正在牧牛。"

马祖问:"怎样牧牛?"

石巩回答:"当它走到草地,我便立刻把它拉回来。"

马祖赞叹说:"你是真懂得牧牛之道了。"

正念观呼吸的过程也正如这一故事中牧牛的过程——当注意力离开了呼吸,就把它再拉回来。只需要留意心去向了何处,然后重新将注意力带回到我们此刻的呼吸上。如指导语中常说的那样"如果你的注意力分散了一百次,那就重新集中注意力一百次(Segal,2008)"。这种对分心的宽容和一次次重新集中注意的过程,也能培养老年成员的耐心和专注能力,亦是一种潜移默化地对心态和认知的功能锻炼。

这也意味着观呼吸练习并不需要刻意地控制和防止分心。相反,"想要去控制和防止分心"的心理惯性,恰恰是正念希望练习者能觉察和从中解脱出来的。观呼吸是一个绝佳机会,除了帮我们练习专注,还能帮助我们看到我们的心是如何一次次地被惯性驱使,被外在吸引。如宗萨钦哲所说,"事实上,修行专注的目的,并不是真的要集中在某个物体上,而是要你了解自己的心有多散乱。"即,在一次次的思维游移中,我们能一次次地发现和探索内心存在的惯性反应。

正念呼吸练习①

• 采取一个舒适的姿势坐着,尽量不要靠着椅背,让你的脊背保持挺直,双肩放松,自然下垂,双手自然放在两膝之上。

• 调整到一个稳定而舒适的姿势,让自己保持清醒且安定。

• 可以慢慢闭上眼睛,也可以微微看下前下方。

• 花一些时间,感受此刻身体与外在接触的感觉。将注意力集中在身体和地板或者其他物体的触感和挤压感上,像身体扫描那样,带着好奇心探索这种感觉。

• 当你准备好,现在将你的注意力放到腹部,观察腹部随着呼吸的一起一伏。

• 吸气时腹部微微隆起、扩张;呼气时腹部微微回落和收缩。

• 不用刻意控制呼吸的频率,仅仅自然呼吸。对呼吸的每一个瞬间,都保持全然的觉察。带着好奇和开放的心态,去探索每一刻呼吸的体验。

• 吸气的时候,清清楚楚地知道,自己在吸气;呼气的时候,也清清楚楚地知道,自己在呼气。

• 呼吸长,就感受呼吸有多长,呼吸短,就感受呼吸有多短。

---

① 结合多本正念手册中呼吸练习指导语及实际干预经验改编。

- 感受吸气、呼气，以及吸气与呼气之间那个微弱的间隙。
- 当然，你也可以选择自己感受强烈的其他身体部位，作为注意呼吸的对象，比如鼻孔。
- 或早或晚，思维会从呼吸的注意中游离开来。留意是什么将你的心带走了，然后温和地把注意力重新带回腹部，带到吸气与呼气在腹部的反应。
- 尽量宽容地对待我们的思维游移，把思维的游离看成培养耐心和宽容的机会。
- 思维的游移是很正常的事。如果你的心从呼吸上飘离了一千次，只需要留意心飘向了何处，然后一千次将注意力重新带回来，仅此而已。
- 任何时候你都可以重新回到呼吸，每一刻的呼吸，也都独一无二。这正是正念的核心。
- 不断地提醒自己，把注意力带到对当下呼吸的觉察上。
- 呼吸像一根锚，无论脑海中或外在的波涛如何汹涌，呼吸都能让你与当下重新产生联结。

（如此，持续约 15 分钟）

- 最后，做几个深呼吸。
- 深深地吸气。
- 深深地呼气。
- 让呼吸遍布全身，也让觉察遍布全身。
- 然后缓缓睁开双眼，带着觉察体验接下来的生活。

二、正念结合八段锦练习讲解

正念并不仅仅是静坐冥想。本质上，正念是一种清醒而临在的存在方式，或者说，正念是清明生活的艺术（Kabat-Zinn，2014）。这意味着，正念可以与生活中的任何活动结合，只要在进行这项活动时，对自己此时此刻的状态保持清醒的觉知。如 Kabat-Zinn 所说："练习的很大部分是纯粹的记得，提醒自己全然觉醒着，不要迷失在昏沉中，或者被你自己的思考所蒙蔽。"

本方案的最终目的，是帮助老年成员在生活中也能融入正念，自助式地改善身心，这需要成员们习惯在进行各自不同的活动时，也培养和保持觉察。在课程中，结合八段锦的运动和正念觉察，是帮助成员将正念融入生活的第一步——不仅仅是静止着的正念，在运动时，同样可以进行正念。

正念与八段锦结合的核心，也如前所说，在练习中提醒自己全然觉醒，对身体和心理产生的任何感受都保持不带评判的专注。"正念并不是投注更多的注意力,而是用不同的方式,更加智慧地去关注事物——用完整的思维和心灵,用身体和感官的全部功能(Williams et al. , 2009)。"无论是八段锦运动带来的肌肉拉伸、关节开合,呼吸的快慢冷暖,亦或是练习时脑海中产生的任何想法,都可以运用正念对其保持清醒的觉察。

在运动中进行正念觉察,也意味着与自己的身体共处,培育自身的力量、平衡和灵活性(Kabat-Zinn, 2018)。这与八段锦的功法特点和练习特点十分契合。以我国道家养生文化为基础的八段锦,强调松静自然,准确灵活,练养相兼,循序渐进(国家体育总局健身气功管理中心,2003),与正念顺其自然的态度和由止到观的练习次第有异曲同工之处,两者结合可以相辅相成。

将八段锦运动和正念静坐冥想结合干预,也起到了动静结合的效果。一方面八段锦以中医原理为基础,可以在运动中平衡阴阳、活络疏经、固本培元、补肾益脑,从而改善认知功能(贾卫,等, 2019);另一方面,正念冥想的静坐在改善心境的同时可增强注意力、记忆等认知功能(高弈宁,等,2021)。一动一静的结合干预让课程内容更为丰富,老年人的积极性和参与感也得以提高。在接下来的几次课程中,每次干预课前都会带领成员练习 20~30 分钟的正念结合八段锦练习,每次课程在回顾之前学习内容的基础上教授两式新招式。

本次课程是初次练习八段锦,教授八段锦起式、第一式、收式。成员们可能对动作还不熟悉,但也恰好可以作为觉察动作生涩时身体和心理反应的机会。指导者可以结合成员实际情况,调整指导语帮助成员更好地觉察身体和心理感受。

每次八段锦练习都以起式为开端,以收式结尾。根据中医原理,八段锦起式有调身调息调心之功效,让练习者注意力集中,心神宁静,为后续招式做好准备。收式意在将前面各式功法所引发的经气内收,藏于丹田,有炼气和藏气之效(崔建,2018)。在后续的课程设置上,为保证调动成员状态,一般先动再静:在课程之初进行正念结合八段锦练习,然后再进行正念呼吸或其他正念静观练习。八段锦收式配合正念呼吸达到的精气内收的效果,也能为后续的静态正念练习做好心理和生理准备。因此,在学习过程中,虽不能每次都将八式全部打完,但每次都以起式开始,收式结尾。

正念结合八段锦指导语①②

接下来我们练习八段锦预备式和第一、二式。请大家在练习招式动作的同时，对自己的呼吸和身体感受保持全然的觉察，带着好奇心探索练习中出现的任何感受，就像我们练习正念呼吸和身体扫描一样。

八段锦预备势

动作一：

• 两脚并拢，头正身直，下颌微收，舌自然平贴于上腭。

• 两臂各关节放松自然下垂，两手五指自然并拢，全身放松。

（停顿约 5 秒）

• 自然呼吸，两眼平视，目光内含。

• 将注意放在呼吸上，留意腹部随着呼吸的一起一伏……

（停顿约 15 秒）

动作二：

• 松腰，沉髋。

（每个短句停顿约 5 秒，留出时间让老年成员觉察身体感受）

• 身体重心移至右腿。留意重心转移过程中身体的感觉。

• 左脚向左侧开步，脚尖朝前，约与肩同宽；目视前方。

• 自然呼吸，不用刻意控制气息。

（停顿约 10 秒）

动作三：

• 两臂内旋，两掌分别向两侧摆起，约与髋同高，掌心向后；目视前方。

• 对手臂摆起过程中的身体感受，保持觉察。

• 不论产生什么感受，都只需对其保持注意，感受它带给自己的体验，这种感受是否也会发生变化。

（停顿约 10 秒）

动作四：

• 两腿膝关节稍屈；两臂外旋，向前合抱于腹前呈圆弧形，与脐同高。

---

①根据国家体能局健身气功管理中心.健身气功·八段锦.北京：人民体育出版社，2003；崔建.健身气功·八段锦精要理发阐微.北京：人民体育出版社，2018.改编。

②八段锦教学视频国家体育总局版。

- 掌心向内,十指相对,两掌指间距约 10 厘米;目视前方。
- 将注意力放在手掌之间,花一些时间觉察此刻手心的感觉。
- 同时,自然呼吸,感受手臂、手掌随着呼吸微微地起伏,让呼吸成为觉察背景。

(停顿约 10 秒)

八段锦第一式:两手托天理三焦

动作一:

- 接上式。两臂外旋微下落,两掌五指分开在腹前交叉,掌心向上;目视前方。

(停顿约 5 秒)

动作二:

- 两腿徐缓挺膝伸直;同时,两掌上托至胸前,随之两臂内旋向上托起,掌心向上;抬头,目视两掌。

(停顿约 5 秒)

- 不用憋气,觉察此刻呼吸的自然频率。息长知长,息短知短。
- 感受手臂的撑拉感。

动作三:

- 两臂继续上托,肘关节伸直;同时,下颏内收(停顿约 5 秒);目视前方。
- 同样,觉察此刻的身体感受和呼吸。

动作四:

- 身体重心缓缓下降;两腿膝关节微屈;同时,十指慢慢分开,两臂分别向身体两侧下落,两掌捧于腹前,掌心向上;目视前方。(动作放缓)
- 感受由撑拉到松弛过程中身体的体验。
- 本式托举、下落为一遍,共做六遍。(视实际情况)

后面的练习指导语可以逐渐减少,但动作仍建议起初保持较缓的速度,一则让成员学习动作招式,二则留有充分的时间给成员进行身体和呼吸觉察。

八段锦收式

动作一:

- 两臂内旋,向两侧摆起,与髋同高,掌心向后;目视前方。

动作二:

- 两臂屈肘,两掌相叠置于丹田处(男性左手在内,女性右手在内);目视前方。
- 感受手掌与丹田处的感受,不用有任何期待,仅仅是觉察出现的任何体验。

动作三：

- 两臂自然下落，两掌轻贴于腿外侧；目视前方。

- 自然呼吸，花一些时间探索此刻的呼吸和身体状态。

（停顿约 30 秒）

- 最后，搓手掌洗脸结束。

三、正念结合八段锦练习注意点

正念结合八段锦练习中需要注意的几点是：

1. 带领者动作不宜过快，一则让老年成员熟悉和学习招式，二则留有充分的时间给成员进行身体和呼吸觉察。

2. 带领者也需要同时觉察自身感受，有时需要结合自身感受侧重性地调整指导语。这一点在正念呼吸和身体扫描或其他正念练习中也是如此。

3. 如果成员跟不上动作或动作失误，带领者也可以在指导语中提醒，不必对自己苛责，可以当成觉察的契机，探索自己动作失误时身体和内心产生了怎样的感受。

4. 一般带领者在团体成员面前带领，团体辅助人员在老年成员中间注意成员状态，对学习困难较大的成员给予必要的帮助。

5. 八段锦本身属于健身气功，部分老年成员可能因此对练习抱有期待，希望从中获得特殊体验。也会有成员结合自己其他经验，分享自己在练习中感到的"气感"。对此，带领者需经常对正念的内涵进行澄清，正念练习中并不需要期待任何特殊体验，也不要求达到某种境界，对当下产生的任何体验都只需要保持专注和开放的觉察，而不用加上任何评判。同时，带领者可以引导成员对自己期望获得特殊体验的想法进行觉察，为后续课程将情绪和身体结合做好铺垫。

结合正念练习八段锦是本方案从第三次干预起几乎每课开始前都会进行的练习，笔者参考国家体育总局健身气功管理中心编著的《健身气功·八段锦》（国家体育总局健身气功管理中心，2003）和崔建撰写的《健身气功·八段锦精要理法阐微》（崔建，2018），结合正念运动觉察，对八段锦指导语融入正念元素进行一定改编。在本书附录中，附有从起式至第八式的正念结合八段锦指导语，并对改编部分进行标注。

由于篇幅和能力有限，本书无法对八段锦原理和练习要领进行完整解读，只侧重融入正念觉察部分的指导内容，读者可自行结合以上两本专著与本书附录的指导语进行参考。

第三节 课程材料

材料一:课程三的课后练习(表 6 - 1)

表 6 - 1 课程三课后练习

1. 跟随八段锦教学视频,结合正念觉察,练习课程所学的三式,记录下练习感受。

2. 每天早晚跟随录音各进行一次正念观呼吸练习,完成后在练习记录表中打"√",并记录下感受。

3. 阅读"正念行走"课后材料,尝试带着正念觉察散一次步,记录下过程中的所思所想。

材料二：阅读材料(表 6 - 2)

表 6 - 2　阅读材料

正念行走①

眼睛睁开，舒服地站着，双脚分开与髋部同宽，将身体重量均匀地分配在两脚。手臂可以放在身体两侧、后面或前面——任何你感觉舒服的地方。感受与大地连接的感觉。

觉察脚趾、脚底和脚后跟的所有感觉。在双脚之间随意转换身体的重量以使这些感觉更清晰。

开始缓慢行走，保持放松和警觉。感受你的脚接触地面的感觉。默默地提醒自己"接触，接触"。

把注意力带到行走的每一个时刻——提起、推动、放下(你的脚)。

觉察在你周围正在发生的事情，但将你注意力的中心保持在行走的感觉上。

如果你发现你可以持续注意到自己的双脚和双腿的一些感觉，那么让你的意识扩大，觉察你周围的光线、颜色、声音和气味。觉察什么在你的意识中占据了主导地位。没有控制、没有努力、没有具体的关注点。

如果你感到被淹没，或你的注意被一连串的想法所劫持——没有关系，把自己重新带到你的双脚与地面接触的感觉上来。

当你准备停下时，重新回到你的呼吸、你的双脚与地面挤压的感觉并伸展身体。

看看你是否可以把这个觉察带入接下来的活动中。

---

①改编自：Susan M Pollak，T P，Ronald D Siegel. 正念心理治疗师的必备技能[M]. 李丽娟，译. 北京：中国轻工业出版社，2017.

材料三:如何面对呼吸中的分心(表6-3)

表6-3　如何面对呼吸中的分心

牧心如牧牛

有一次,石巩在厨房里工作,马祖问他在做什么。他说:"正在牧牛。"

马祖问:"怎样牧牛?"

石巩回答:"当它走到草地,我便立刻把它拉回来。"

马祖赞叹说:"你是真懂得牧牛之道了。"

正念观呼吸的过程也正如这一故事中牧牛的过程——当注意力离开了呼吸,就把它再拉回来。只需要留意心去向了何处,然后重新将注意力带回到我们此刻的呼吸上。如指导语中常说的那样"如果你的注意力分散了一百次,那就重新集中注意力一百次"。仅此而已。

第七章 正念干预课程四：
聆听情绪——联结情绪与身体反应

第一节 课程概况

一、课程主题

结合不同情绪基调的音乐，探索情绪与身体感受之间的联系。

二、具体目标

1. 结合音乐觉察情绪，探索情绪与身体反应的关系。

2. 讲解和练习三分钟呼吸空间练习。

3. 复习先前所教授八段锦招式，结合正念教授第二、三式。

三、课程准备

1. 音乐《但愿人长久》《我的祖国》《小媳妇回娘家》(mp3)、音箱。

2. "正念觉察身体和情绪"和"三分钟呼吸空间"课后练习录音。

3. 八段锦第二、三式讲解视频。

4. 签到表，日常练习记录表。

四、课程内容规划

1. 正念结合八段锦练习(20 分钟)。

2. 简短休息(2～3 分钟)。

3. 结合音乐进行身体觉察练习(20 分钟)。

4. 反馈讨论；结合讨论讲解情绪的运作原理和正念如何面对情绪(20 分钟)。

5. 讲解课后练习，情绪反应记录表(5 分钟)。

6. 讲解和练习三分钟呼吸空间，以此作为练习结尾(5 分钟)。

第二节　内容要点和示例

一、结合音乐探索情绪在身体上的反应

情绪反应包含四个部分：情感体验、身体感觉、情绪驱动的思考、情绪驱动的行为。由这四个部分构成的反馈回路，组成了我们面对生活的习惯性应对策略和行为模式。

最初，这些惯性反应能迅速地帮我们处理生活中的各种事件，以寻求生存，回避危险。例如，焦虑能提高警惕帮助我们回避危险；压力激发我们的动力来解决问题；愤怒促使我们对抗威胁和伤害（McKay et al.，2017）。

但这些习惯性应对策略并非万能，当它们不再适应我们当前的生活环境时，这些惯性反应便会成为我们的束缚，不仅不能很好地适应我们眼前的生活，还会将人拉入情绪困扰的漩涡。同时，陷入惯性反应也意味着丢失了当下丰富的体验，只能机械地思考、做事（Kabat-Zinn，2014），正如我们最初吃葡萄干一样，如果不仔细觉察，我们很难发现每一颗葡萄干的真正滋味。

正念的各种练习，最终旨在帮助练习者发现并从这种惯性反应中解脱出来，而识别情绪是其中的第一步。身体感受为识别情绪提供了一个极佳通道，如同一个内部气压计和早期报警系统一般，能对情绪进行直觉性反映（Williams et al.，2009）。每一种情绪都包含生理成分，能在身体中被感知（McKay et al.，2017）。焦虑情绪会提升心率，加速呼吸，使身体出汗，肌肉紧张；抑郁会让人身体感到沉重、迟钝和疲惫；一些创伤性事件甚至会造成应激障碍，反复激发创伤事件中的躯体感受，带来极大的心理和生理痛苦（美国精神医学学会，2015）。因此，身体的状态为我们提供了非常重要的关于情绪的信息，如果对此缺乏觉察，情绪的惯性反应会严重影响我们的判断、想法和感受。

前几次课程的身体扫描和正念呼吸练习为我们提供了聚焦身体感受的有效方法，通过觉察身体反应，我们可以直接和及时地识别情绪。

本节我们干预课程的主题，便是在前几次课程的基础上，通过觉察身体感受来探索情绪的变化，帮助老年人体会情绪与身体的联结，以及如何通过正念的方式面对情绪。音乐是唤起情绪的极佳方式，不同情感基调的音乐会立刻引发人不同的情绪，相应身体反应也会发生变化。本节干预中，我们通过播放《但愿人长久》《我的祖国》《小媳妇回娘家》这三首不同情感基调的音乐，来引导老年成员觉察不同情

绪下的身体反应,感受情绪的变幻无常和导致身体的感受变化,逐渐尝试运用正念的方式去觉察和识别情绪。鼓励成员分享歌曲带来的感受,并由此展开对情绪和身体反应关系的讲解。

在歌曲和版本选择上,我们也根据老年人的年代氛围,选择了40后、50后、60后国人都较为熟悉的三首经典歌曲。《但愿人长久》选择耳熟能详的邓丽君演唱版;《我的祖国》选择电影《上甘岭》的插曲版本,由歌唱家郭兰英演唱;《小媳妇回娘家》则选择歌唱家朱明瑛的春晚经典演唱版。这三首歌曲和演唱者都为本世代老年人所熟悉,贴近老年人的生活和时代记忆,情感基调明确,曲调优美。适合激活情绪的同时,也能有助老年人联想起往事的记忆,促进团体氛围和老年成员间的人际交流和人际支持。

【示例】

带领者Q:

今天我们的正念练习仍然是进行觉察身体反应,但与以往不同的是,本次我们在练习时会播放风格不同的歌曲。让我们一起在优美的歌曲中,进行本次的正念练习。

需要大家注意的是,请在一会儿的练习中,留心歌曲给自己带来的情绪感受、想法或回忆,以及出现这些情绪、想法时身体上产生的感受变化。

现在,请采取一个舒适的姿势坐着(或躺着),双肩放松,自然下垂,双手自然放在两膝之上。

调整到一个稳定而舒适的姿势,让自己保持清醒且安定。

花一些时间感受一下此刻的呼吸,感受腹部随着呼吸的一起一伏。

(停顿约15秒以上)

当你准备好,请将对腹部的觉察逐渐扩大,带到整个身体,感受整个身体此刻的状态。

对身体上产生的任何体验,无论让你觉得愉悦或不适,都尝试对其保持开放。带着好奇心去探索这些体验,看看它是如何在身体里升起、发展、变化的。

(停顿约15秒以上)

接下来,我们将开始播放音乐,请大家将注意力从呼吸和身体带到音乐上,同时留心伴随音乐,自己会产生哪些情绪,以及身体上随之发生了哪些变化。

……

辅助人员播放音乐《我的祖国》(郭兰英演唱,5分30秒)。

……

带领者Q：

歌曲可能给大家带来了很多想法和情绪，尝试给你现在的情绪做一个标记，问一问自己：现在，出现在我的脑海中的，是什么情绪？

（停顿约10秒）

现在，请大家再次将注意力带到此时此刻的身体，觉察情绪在你身体上反应最为强烈的部位。

（停顿约5秒）

无论这种感受让你觉得舒适或不适，都尝试带着好奇和开放的心态，将注意力放到这些身体部位：

注意你的胸部感受如何？肩膀紧张吗？胃部的感受如何？心脏脉搏跳动迅速吗？你此刻的呼吸频率是怎样的？

探索这些感受带给你的体验……不用做任何干涉或改变。带着好奇看一看，这些感受在你的身体上如何存在，如何变化……

（停顿约30秒以上）

好，接下来我们播放第二首歌曲。

……

辅助人员播放音乐《小媳妇回娘家》（朱明瑛演唱，2分07秒）。

……

现在，尝试给你现在的情绪做一个标记，问一问自己：现在，出现在我的脑海中的，是什么情绪？

（停顿约10秒）

然后，再次将注意力带到此时此刻的身体，觉察让你身体反应最为强烈的部分。

（停顿约5秒）

无论这种感受让你觉得舒适或不适，都尝试带着开放和好奇的状态，将注意力放到这些身体部位，探索这些感受带给你的体验……不用做任何干涉或改变。

带着好奇看一看，它们是如何升起，如何维持，如何变化……

（停顿约30秒以上）

好，接下来我们播放第三首歌曲。

……

辅助人员播放音乐《但愿人长久》（邓丽君演唱，4 分 07 秒）。

······

现在，请大家再次将注意力带到此时此刻的身体，觉察让你身体反应最为强烈的部分。

（停顿约 5 秒）

无论这种感受让你觉得舒适或不适，都尝试带着开放和好奇，将注意力放到这些身体部位，探索这些感受带给你的体验······不用做任何干涉或改变。

带着好奇看一看，它们是如何升起，如何维持，如何变化······

（停顿约 30 秒以上）

最后，不用让自己一直沉浸在身体感受和情绪中，可以做几个深呼吸。

深深地吸气······深深地呼气······

让呼吸贯穿全身，也让觉察贯穿全身。

······

当你准备好，请缓缓睁开双眼。

在结合正念对音乐的觉察中我们会发现，不同的音乐会让我们产生不同的情绪，身体也会产生相应的变化。例如听《我的祖国》时，"一条大河波浪宽，风吹稻花香两岸。我家就在岸上住，听惯了艄公的号子，看惯了船上的白帆······"，熟悉的旋律传来，让人情绪上扬，跃跃欲试，想要开口和唱。听到劳动一段，仿佛能感受到辛勤劳动后身体的疲累与畅快。整首歌曲气势磅礴，富含激情和动力，会涌起满满的爱国情与自豪感，使人血液流动加快，胸腔起伏扩张。一曲听罢，心情激昂，不禁感叹如今生活的美好。

我们在生活中也是如此。不同情境会让我们产生不同的情绪，身体也随之产生变化，不知不觉就陷入了惯性反应。身体反应与情绪往往是一个连续的固定回路，通过觉察身体反应，也能让我们及时识别情绪的惯性模式，从而不被其束缚，更自由地面对生活。

在伴随音乐的身体觉察中我们也会发现，情绪和身体感受也并非一成不变。如我们在指导语中经常提到的，情绪和各种身体感受有升起，有发展，有高潮，有结局。甚至切换一个情感基调的音乐，会让我们产生完全不一样的情绪，随之产生不同的身体感受。这对我们惯常看待情绪的方式来说，是一个全新的视角。

生活中，我们最惯常的面对情绪的方式是，压抑、回避以及在脑海中反复思考来减少对不确定性的恐惧，在心理学上，它们被称为经验性回避和思维反刍。但事与愿违的是，这些方式往往并不能避免痛苦，反而可能让痛苦进一步加剧。压抑和逃避往往会增强负面情绪的控制力（Susan M Pollak，2017），而思维反刍则会让人陷入对过去和未来的穷思竭虑，陷入情绪的螺旋（Segal，2008）。这些回避方式的根源是——我们深信情绪会一成不变，如果不做些什么，会永远持续下去。正念让人不再回避或压抑情绪，而是直面和清醒地观察情绪的显现。我们会发现情绪原来只是脑海中上演的一出出剧目，你方唱罢我登场，出现然后又消失了。

另一方面，正念通过专注于当下的身体感受和呼吸，帮助练习者从对过去和未来的穷思竭虑中回到当下。情绪原来只是体验中的一小部分，还有更多丰富的经验被我们忽视。如 McKay 所说"情绪仅仅是你当前经验的一个方面。当下时刻有太多其他的内容，包括你的所见所闻、你身体内正在发生的事情，以及你品尝、嗅闻和触摸的东西。情绪很重要，但它们并非你的全部经验。正念帮助你观察自身的情绪，并确定它们在其他一切事物背景下的位置（McKay et al.，2017）。这对饱受抑郁、焦虑、压力、孤独等情绪困扰的老年人而言极为重要。

二、三分钟呼吸空间

三分钟呼吸空间是在日常生活中应对情绪问题的有效工具，相当于一个随时随地都可以练习的微型正念呼吸，可以帮助人们及时地识别身体和情绪反应，回到当下。

三分钟呼吸空间可以分为三个步骤。

第一步，问一问自己："我在哪里？""现在我的身上发生了什么事？"

第二步，将注意力集中到当下的呼吸。

第三步，将注意力由呼吸扩展到整个身体，觉察整个身体当下的感受。

第一步的目的是识别当下的体验，发现自动引导的模式；第二步集中呼吸是为了让自己从自动引导中回到当下，如之前多次提到的，呼吸像一根锚，任何时候都可以让自己与当下产生联结；第三步是扩展呼吸，将觉察带到全身，一来可以通过觉察身体上的强烈反应，进一步识别自动引导的情绪反应，二来将呼吸和善意的觉察带到全身，也能让身体的紧张放松下来。

【示例】

三分钟呼吸空间

首先，不论您现在是站着、坐着还是躺着，请先将您的身体挺直，但不僵硬，让我们能清醒地体验到身体中的每一种感觉。

如果环境允许，您也觉得舒服的话，可以把眼睛微微地闭上，或者把目光柔和地朝前下方投去。

准备好之后，请把注意力从外界回到自己的内心。

试着去觉察此时此刻自己内在的体验。

轻声问自己：我现在所体验到的是什么？

也许是某种情绪，也许是某个念头。

尝试对这些情绪和念头开放，不论它们给你带来怎样的感觉，是让你愉悦的，还是不愉悦的，或者是中性的……

不用试图去将它们推开，也不用将它们从大脑中赶出去，它们就是你内心的一部分。

你可以试着给它们做个标记：这是个情绪……这是个念头……

也许你可以想象，这些情绪和念头如写在水面上的文字，呈现，又消失了……

在觉察这些情绪和念头的同时，感受一下身体有没有什么部位比较紧绷、凝滞或者有其他感觉。

同样不用去推开或排斥这些身体上的感觉，只需要去觉察它们，让所有的感觉自然呈现就好。

现在，进入呼吸空间的第二步……

请集中所有的觉察，将注意力聚焦在腹部。

放在呼吸给腹部带来的感觉上……觉察腹部随着呼吸起伏……

感觉腹部在吸气的时候微微膨胀……

在呼气的时候，微微地往下沉……

当吸气的时候知道自己在吸气，当呼气的时候知道自己在呼气。

保持全然的觉知，深深地吸气、深深地呼气，让呼吸带着你安住在当下。

第三步……

将你对腹部呼吸的觉知拓展开来，将觉知扩展到整个身体。

觉知你此刻身体的姿势，你的面部表情，还有身体上任何你感到不舒服或紧绷的部位。

如果你觉察到身体有任何的不舒服或者紧绷感，可以试着在每次吸气时，温柔地将气息带到那些身体部位，也从那些部位呼气。随着呼气，坦然温和地面对它们。

也许你会在每次呼气时慢慢感觉到放松、舒缓。

让呼吸轻柔地伴随整个身体，保持这种开放的觉知的状态。

也许你也可以在每次呼气时对自己说：

"这些感受就在这里……不管这种感受是什么，它就在这里，让我来细细体验它们吧。"

好，接下来请缓缓睁开双眼，感受觉知之后的身体状态。

无论你在何处，无论你接下来要面临什么，请让这份带着允许和接纳的觉察，常伴你的身边。

第三节 课程材料

材料一：课程四的课后练习（表7-1）

表7-1 课程四课后练习

1. 结合本课程所学，回想本周经历的一件令你感到情绪波动或不愉快的事件。当你回忆这件事时，留心身体中的一切感受，记录在情绪记录表中。

2. 阅读学习三分钟呼吸空间的步骤，每天选择任意时间任意情境，自行进行三分钟呼吸空间练习。练习完成后在日常练习表上打"√"，记录下每天的感受。

3. 任选正念呼吸或身体扫描录音，每天早晚跟随练习两次，若有感想或疑惑，请在练习记录表上记录，我们会在下一次课上讨论。

材料二:情绪反应记录表(表7-2)

表7-2　情绪反应记录表

　　回想你经历的一件令你感到情绪波动或不愉快的事件。仔细回忆和觉察,在这件事中,什么情绪被你体验(如悲伤、愤怒、焦虑等)? 这种情绪让你产生了怎样的想法和思考? 与此同时,你的身体产生了怎样的感受? 最后,你在这一情境里做出了或者试图做些什么行为?

　　保持回忆和对感受的觉察,直到你能够用语言来表述它。在"情感反应日历表"上记下此次经历,包括情绪的体验、情绪驱动的思考、身体感受以及情绪驱动的行为。这一练习可以帮助你识别情绪影响并驱动你的行为方式,以及在正念觉察时更好地帮助你不陷入情绪的自动反应。如果情绪久久不能平复,请尝试用三分钟呼吸空间,帮助你探索和面对内在体验。

情绪反应日历表①

姓名:_____

日期	事件概述	对情绪体验的命名	情绪驱动的思考	身体感受	情绪驱动的行动或行为倾向
示例	今天排队买菜,本来时间就不早了,还被人插队	愤怒和焦虑	这个人真是太没素质了。我的时间又要被耽搁了	眉头紧锁,肩膀发紧,胸口闷闷的,呼吸不畅	想上去痛骂那个人。想上去把他赶走
日期:					
日期:					
日期:					

①改编自 McKay M, Fanning P, Ona P Z, 2017. 当情绪遇见心智:应对日常情绪伤害的 10 种策略与方法。北京:北京联合出版公司,2017。

材料三：三分钟呼吸空间步骤(表 7 - 3)①

表 7 - 3　三分钟呼吸空间步骤

三分钟呼吸空间步骤

1. 觉察当下

观察——把你的关注点带到你的内部体验上来，并且关注于你的想法、情感以及躯体感上所发生的一切。

描述、承认、确认——把体验用语言表达出来，比如，在你的心里说"正在产生愤怒的感觉"或者"有自我批评的想法"。

2. 聚焦呼吸

温和地把你的全部注意力引向你的呼吸。

感受腹部或其他呼吸感强烈的部分，感受呼吸的一进一出。

3. 扩展觉察到全身

将注意力从呼吸扩展到整个身体——尤其是产生不舒服、紧张或抵制感觉的部位。如果这些感觉存在，那么通过吸气来带着你的觉知"进入它们"。然后，通过呼气从那些感觉里出来，软化并坦然面对。在呼气时，对自己说："一切很好。无论它是什么，它都是好的。让我来感受它吧。"

意识到你的姿态和面部表情并调整它们。

尽你所能地，把这种扩展了的觉察带到当下时刻。

---

①改编自 Segal，Z V. 抑郁症的内观认知疗法. 刘兴华，译. 北京：世界图书出版公司北京公司，2008。

第八章　正念干预课程五：由专注向开放觉察过渡

第一节　课程概况

一、课程主题

第五次课程开始由专注练习向开放觉察过渡。本次课程对前四次课程进行小结，讲解专注练习与开放觉察的关系，回顾和复习前四次课程的内容，为后四次的课程做好铺垫。

二、具体目标

1. 结合前一课的课后日常练习记录表，进一步讨论情绪的习惯应对策略。

2. 结合诗歌朗诵，讨论专注练习和开放觉察。

3. 复习先前所教授八段锦招式，结合正念教授第四、五式。

三、课程准备

鲁米的诗《客房》；签到表，课后练习记录表；八段锦运动第四、五式文字和图谱讲解。

四、课程内容规划

1. 回顾八段锦前几式，教授和练习正念结合八段锦第四、五式（20分钟）。

2. 简短的茶歇（2～3分钟）。

3. 正念呼吸和声音聆听练习（15分钟）。

4. 鲁米《客房》朗诵（5分钟）。

5. 结合鲁米的诗，讨论上一次课后的情绪反应记录表，讲解从专注觉察过渡到开放觉察（20分钟）。

6. 三分钟呼吸空间（5分钟）。

第二节　内容要点和示例

一、声音聆听练习

在前几次课程,我们更多专注在呼吸和身体感受上。在开放觉察中,我们将扩大觉察的范围,对出现在脑海中的任何情绪、感受、想法都保持觉察。对声音的聆听是一个很好的过渡,在声音聆听中,练习者允许任何一种声音进入自己的脑海,觉察声音在脑海中出现,维持,又消失。自然出现,又自然消失。我们感受到的想法、情绪、身体感受等也是如此。

【示例】

聆听声音和想法练习指导语①

采取一个舒适的姿势坐着,让你的脊背保持挺直,双肩放松,自然下垂,双手自然放在两膝之上。

调整到一个稳定而舒适的姿势,让自己保持清醒且安定。

可以慢慢闭上眼睛;也可以微微看下前下方。

花一些时间,觉察此刻的呼吸。

现在,将你注意力放到听觉上。

开放觉察,倾听你周围的声音。

没有必要特意寻找某种特定的声音,仅仅是接收传到你耳朵中的任何声音。

如果你愿意,可以想象自己像一个巨大的卫星接收器或者一只巨大的耳朵,接收来自你全身上下 360°任何一处的声音。

尽可能地开放你的意识,全身心去听。

不论是何声音,仅仅去觉察它最直观的特性,比如音色、声调、响度……

注意每一个声音的开始、维持、变化和消失。

如果内心产生游移,没有关系,留意一下心的去向,然后重新带回到对声音或呼吸的觉察上。

如果声音让你感到难以忍受,也不用一直沉浸在其中,可以重新将注意力带回到呼吸上。呼吸像一个扎实的锚,可以让你从纷乱的感受中安顿下来。

---

①根据 ibid, Susan M Pollak, T P, Ronad D Siegd. 正念心理治疗师的必备技能. 李丽娟,译. 北京:中国轻工业出版社,2017. 手册中内观声音和想法指导语和听禅指导语结合改编.

保持对此时此刻声音的觉察，每一刻的声音都独一无二。

最后，将注意力重新带回到呼吸上来，觉察此刻的呼吸和整个身体的感受。

当你准备好，可以缓缓睁开双眼。

二、从专注到开放觉察

在练习正念时，各种感觉和念头都可能浮现，这些念头很快会诱引你远离当下。在前几周的专注练习中，我们发现，呼吸可以让人从散乱的情绪和想法中稳定下来，这是专注练习带给我们最显著的效果。

在此基础之上，开放觉察的练习帮助我们进一步扩大觉察的范围和层次，如同在声音聆听练习中对出现在听觉范围内的任何声音都保持觉察一样，对感受到的任何情绪、感受、想法都保持觉察，感受它们的升起、维持、变化，乃至最后消失。以此帮我们看到内心存在的根深蒂固的惯性，洞察和明晰情绪、感受的变幻无常。

在上一次课程中我们提到了负面情绪的惯性反应：经验性回避和思维反刍。正念的应对方式，既不是压抑，也不是回避，更不是顺应。而仅仅是觉察和识别到它们的存在。

举例而言，当担心在心中浮现，你需要觉察到它的存在："一种担心的感觉刚刚在我心中生起。"如果这担心的感觉持续，就继续觉察："这担心的感受仍在我心里。"假如有个这样的念头浮现："我不应该这么担心，这是杞人忧天。"那就要觉知到自己冒出了这个念头。假如这念头继续存在，就继续觉察它。如果浮现了另外一种感受或念头，就用同样的方式觉察它的出现。

重要的是，不要在任何感受或念头浮现时，不加以觉察。正如鲁米的《客房》中所比喻的那样，对待进出自己脑海的每一个情绪或感受，都像是对待来往房间的每一位客人，不论他们带给自己的是愉悦，是沮丧还是粗野，都对他们既不排斥，也不贪恋，而是保持开放而清醒的觉察，温和而善意地招待。

你会发现，放下一个事物最简单的方法，不是回避，也不是抓紧，而是首先停止想去惯性反应的冲动。仅仅如实地去看到事物本来的样子，而不是给它加上自己经验惯性的预想。开放觉察，正是揭示我们的经验惯性如何影响我们的体验（Susan M Pollak，2017）。

开放觉察，即学会觉察内心来来往往的各种感受和想法，而不做出任何惯性的评判和干预。这可以帮助我们更清晰地认识自己。我们常常尽力思考远离情绪的方法，结果却陷入痛苦的消极反馈循环。对情绪的识别、允许和接纳，反而让我们走出困境，并和我们的身体、智慧以及活力重新联结。

第三节　课程材料

材料一：鲁米《客房》①

《客房》
鲁　米

人是一间客房。
每天早晨都有新来的客人。

快乐、沮丧、卑鄙，
一些瞬间的意识就像一个不曾预料的客人那样来了。

欢迎并且招待所有的人！
即使他们是一群悲伤，
他们扫荡了你的房子，
搬光了你的家具。

然而，还是得热情地对待每一个客人。
他也许会因为某些新的喜悦而把你清空。

龌龊的想法、羞耻、怨恨。
在门口碰到了他们，笑脸相迎并邀他们进门。

无论是谁来了都要满怀感激，
因为他们每个都是来自远方的领路人。

---

①转引自 Segal Z V. 抑郁症的内观认知疗法 [M]. 北京：世界图书出版公司，2008.

材料二:课程五的课后练习(表 8 - 1)

表 8 - 1　课程五课后练习

1. 尝试在生活中选择任意您觉得舒适的时候,静心聆听周围的声音。可以是清晨的鸟叫声,也可以是菜市场的叫卖声,抑或是任何一种声音。像我们课程中的聆听练习一样,允许周围的任何一种声音进入自己的脑海,对它们保持全然的觉察,感受它们的出现、维持、变化、消失。练习后在下方记录下您的想法感受。

2. 每天任意选择时间,跟随录音进行三分钟呼吸空间练习。

3. 任意选择正念呼吸或身体扫描录音,每天早晚跟随练习两次,完成后在练习记录表中打"√"。若有感想或疑惑,请在练习记录表上记录,我们会在下一次课上讨论。

第九章　正念干预课程六：顺其自然——探索内在体验

第一节　课程概况

一、课程主题

探索当下的内在情绪体验,学会对体验允许和接纳,培养顺其自然的心态。

二、具体目标

1. 练习觉察情绪和想法。

2. 结合故事,讨论和讲解允许和接纳内在体验的意义。

3. 讲解 RAIN 四步法。

4. 复习先前所教授八段锦招式,结合正念教授八段锦第六式。

三、课程准备

1. 签到表,日常练习记录表。

2. "正念觉察情绪和想法"课后练习录音。

3. RAIN 四步法课程材料。

4. 八段锦运动第六式讲解视频。

四、课程内容规划

1. 正念结合八段锦练习(20 分钟)。

2. 简短的茶歇(2～3 分钟)。

3. 觉察情绪和想法练习(20 分钟)。

4. 结合反馈,讨论允许和接纳的意义(15 分钟)。

5. 以正念呼吸结束本次课程(15 分钟)。

第二节 内容要点和示例

一、正念觉察情绪和想法练习

本次开始直接对情绪和想法进行觉察练习。为了适应从专注向开放的过渡,觉察情绪和想法练习仍然建立在上次课程聆听声音的练习基础之上,由对声音的觉察过渡到对内在想法和情绪的觉察。

【示例】

正念觉察情绪和想法

• 采取一个舒适的姿势坐着,让你的脊背保持挺直,双肩放松,自然下垂,双手自然放在两膝之上。

• 调整到一个稳定而舒适的姿势,让自己保持清醒且安定。

• 可以慢慢闭上眼睛,也可以微微看下前下方。

• 现在,将你的注意力放到听觉上。开放觉察,倾听传到你耳朵中的任何声音。

• 如果你愿意,可以想象自己像一个巨大的卫星接收器或者一只巨大的耳朵,接收来自你全身上下360°任何一处的声音。

• 尽可能地开放你的意识,全身心去听。

• 注意每一个声音的开始、维持、变化和消失。

• 当你准备好,将觉察对象从声音,带到自己脑海中出现的任何想法或情绪。

• 就像觉察周围声音一般,注意脑海中任何情绪或想法的产生、持续、变化、消失。

• 无论你对这些情绪或想法的态度如何,都没有必要试图干预它们,仅仅对它们保持开放的觉察。

• 允许它们在脑海中自然升起,落下。就像你在关注声音的产生和消失时一样。

• 想法和情绪如同出现在脑海中的一幕幕电影画面,它们出现、持续,又消失,然后出现新的一幕。

• 如果感到难以继续,也可以尝试对难受保持觉察。

• 觉察难受的感觉如何升起、持续、变化乃至慢慢消退。

• 任何时候都可以将注意力带回到呼吸上。呼吸像一根扎实的锚,可以让你从纷乱的感受中安顿下来。

- 最后，将注意力重新带回到呼吸上来，觉察此刻的呼吸和整个身体的感受。
- 当你准备好，可以缓缓睁开双眼。

二、允许、接纳——顺其自然

在面对不如意的体验时，我们根深蒂固的行为模式是，通过惯性反应改变现状，把当前事件变成我们所希望的样子，而不是接受它本来的样子，期望这样就可以逃避不快。然而，绝大多数的痛苦，也正来源于此。

最初这些惯性反应能帮助我们生存和行动，但当这些反应不能很好地适应当下的情境时，它们就会将我们限制在一个固定的惯性模式中，无法清醒地面对当下的真实体验，也无法自由地做出行动和反应。这些惯性模式会逐渐演变成适应不良的应对策略，例如我们前面所提的经验性回避和思维反刍。

正念旨在培养一种与惯性反应截然不同的模式——允许和接纳眼前的体验现状，或者说，顺其自然。这并不意味着消极顺应或听天由命，相反，这帮助我们从惯性反应的自动引导中走出来。允许和接纳，意味着对现有的状态保持开放，将注意力从惯性的自动引导中重新回到当下。这减轻了惯性反应的固化，让人能更灵活地面对当前的情境，而不是像原来一样自动地做出反应，反而能让人生出更清醒的智慧。

允许和接纳，还意味着不对事物加以惯性的评判。大多数时候，我们的认知，仅仅是在有限知识的基础上，在过去经验的影响下，所形成的褊狭的一己之见、片面反应和固有成见。这些片面的认知，会无时无刻不让我们对外在世界产生各种各样的评判，而不能如实面对当下，面对自己：

"我不该生气，应该忍耐……"

"我就是这个暴脾气，我怎么也改不了……"

"我就是性格内向，不适合公开说话……"

"外面真吵，我还怎么正念？我怎么总是静不下来……我真没用……"

"我又忘记事了，是不是迟早要得老年痴呆，没救了……"

惯性的评判主宰着我们的心灵，令我们疲惫不堪。评判会让我们攥紧脑海中飘过的各种想法、念头、情绪，忘记它们只是思维的天空里一些转瞬即逝的浮云，而非永恒的事实。不知不觉间，我们已落入了内心惯性的漩涡，受到情绪和穷思竭虑摆布，陷入无休止的自我挣扎和耗竭。

如果对当下的体验保持允许和接纳，保持清醒的觉察，我们会发现这些评判都是惯性使然。它们的背后,原来都存在着不同的故事、不同的期待,不同的渴望。若不加以觉察,你可能从未听到评判,从未听到这些情绪、这些想法、这些症状想传达的声音。你能更加了解自己内心所欲求的,所害怕的,所不敢面对的。每一次陷入惯性或遇到困难的时刻,都是一次觉察和向内探索的契机,也是与自己对话并更加了解自己内心的契机。

　　具体来说,在正念练习中,我们允许一切体验出现在我们的脑海里,无论我们对其是喜是恶,都应对其保持清醒的觉察。我们的惯性反应是,于我所好的,我要抓得更紧;于我厌恶的,我要赶紧推开。在正念中,我们允许任何体验自由来去,既不抓取,也不排斥,而是保持非评判性地专注和觉察。如我们在上一章所说,放下一个负性反应最简单的方法,不是回避,也不是抓紧,而是首先停止想去惯性反应的冲动。仅仅如实地去看到事物本来的样子,而不是给它加上自己经验惯性的预想。这能让我们以更清醒和更灵活的姿态去面对当下的生活。逐渐地,你能试着放下评判,不再用这些评判标准去衡量世界,苛求自己或苛求他人,而是真正直面当下的内心、当下的生活,顺其自然。

　　如果能时时刻刻对当下发生的一切保持如实的觉察、不习惯性地陷入评判,我们会更加理解自己,理解他人。我们在自己的个人生活中为人处世会更清明澄澈,各种行为更冷静明智,更行之有效。

　　也许惯性反应还会时不时涌上心头,但不必担心。正念的核心是,即便一万次被陷入惯性的引导,仍然可以第一万零一次重新开始。伴随对内心的探索,你的心胸已然更加宽广。

三、RAIN 法

　　RAIN 是一种简单而实用的正念方法的缩写,可以提醒和培养人如何以允许和接纳的心态,去面对当下的生活。

　　RAIN 四个步骤:

　　R(Recognize):识别到当下正在发生的事情。

　　A(Allow):允许体验和生活如其所是。

　　I(Investigate):带着善意去探寻内在体验。

　　N(Noidentification):对惯性的束缚不加认同。

　　R——识别:识别到当下正在发生的事情

　　识别,是坦诚地看待自己内心正发生着什么。将你的注意力聚焦于此刻正在升起的任何想法、情绪、感受或感觉。

可以简单地通过问自己"我内心现在正在发生什么?"来唤醒识别。

当你聚焦于内在时,会带着你天生的好奇。尝试放下关于体验的任何评判,而以一种宽容、接纳的方式对待你的身心。

A——允许:给生命一个暂停,允许体验如其所是

允许意味着让这些识别出的想法、情绪、感觉或感受,只是如其所是地在那里。

通常情况下,当一个不愉快的经历发生时,我们惯性的反应有三种:压抑,陷入反复的自我评判;逃避,麻木自己的情感;沉溺其中,发泄情绪。这三种反应都会内耗我们的心力,并且极大地限制我们的视野,让我们远离事实。

正念的方法是,允许自己通过简单的暂停,来放松惯性的挣扎,让体验顺其自然地在那里。允许我们的念头、情绪或身体的感觉在那里,并不意味着随着潮起潮落的情绪起起伏伏,而是静静观察,让任何体验都顺其自然地待一会儿。

同时,允许也并不意味着压抑或认同我们的情绪。相反,我们坦诚地承认自己的各种情绪、感受、想法。例如,你可能会感到恐惧,就在心里轻声说"是,我感到恐惧",坦然地承认和接受此刻经历的现实。

I——探寻:善意地探寻内在的体验

探寻,意味着唤起天生的好奇心——了解真相的渴望——并将更多的注意力集中到当下的经验上。

简单地停下来问一下"我的内部正在发生什么?"可能会有初步的识别,进一步地,通过探寻,你会参与到一个更积极而直接的探索。

你可以问自己"我正在如何体验这个感受?"或者"这些感受想要从我这里得到什么?"或者"是何种惯性的信念,让我产生这种感受?"

当我们去正念觉察习惯性的回避、压抑以及各种惯性的思维时,智慧会由此展开。

N——对惯性的束缚不加认同

当你觉察到你陷入了惯性的反应、惯性的思维,自然而然会从这种惯性反应中脱离出来。我们称之为出离,或认知解离。

不认同,并非一种评判,而是觉察到惯性对自己的束缚后,安然自由地回到真实生活,而不再活在惯性反应所构筑的内心世界。

也许我们会发现,自己可能一次次地重新陷入惯性的反应中,但这并不是什么错误。每一次对惯性重复的觉察,都是最好的契机,都让我们对自我有更深入的认识,也让我们更少受其束缚,更加自由。

第三节　课程材料

材料一：课程六的课后练习（表 9 - 1）

表 9 - 1　课程六课后练习

---

1. 在下一次课程前,跟随录音练习"觉察情绪和想法",在下方记录下自己的感想或疑惑,我们会在下一次课程中讨论。

2. 尝试在生活中遇到不顺意的时候,运用 RAIN 法探索自己当下的体验,在下方记录下自己的感想。

3. 每天早晚两次,继续跟随录音,或不跟随录音自行练习身体扫描或正念呼吸。在练习记录表上打"√",记录下练习中的所感所想。

材料二：RAIN 法(表 9 - 2)

表 9 - 2　简单有效的四步正念法——RAIN 法

> RAIN 是一种简单而实用的正念方法的缩写,可以帮助你在生活中有效地安顿身心,关照自我。
>
> RAIN 四个步骤：
>
> R(Recognize)：识别到当下正在发生的事情。
>
> A(Allow)：允许体验和生活如其所是。
>
> I(Investigate)：带着善意去探寻内在体验。
>
> N(Noidentification)：对惯性的束缚不加认同。
>
> 尝试在生活中遇到不顺意的时候,运用 RAIN 法探索自己当下的体验,记录下自己的感想。

第十章　正念干预课程七：
培养出离——想法不是事实

第一节　课程概况

一、课程主题

负性情绪和随之而来的想法，限制了人的能力和对当下实相的觉察。本次主题是让成员认知到，自己的想法并非事实。

二、具体目标

1. 练习湖边冥想，讨论并讲解想法并非事实。

2. 复习先前所教授八段锦招式，结合正念教授八段锦第七、八式。

三、课程准备

1. 签到表，日常练习记录表。

2. "湖边冥想"课后练习录音。

3. RAIN 四步法课程材料。

4. 八段锦运动第七、八式讲解视频。

四、课程内容规划

1. 正念结合八段锦练习（20 分钟）。

2. 简单的茶歇（2～3 分钟）。

3. 讨论和答疑上次练习，引入讲解：想法并非事实（15 分钟）。

4. 湖边冥想（15 分钟）。

5. 总结本次课程并以三分钟呼吸空间结束（5 分钟）。

6. 讲解课后练习（5 分钟）。

第二节　内容要点和示例

一、想法并非事实

人的负性情绪常常伴随着各种各样的消极想法，这些想法通常会以"我"为主语的陈述方式呈现，这也经常给老年人产生很大的困扰，例如：

"我又忘记东西了，我是不是要得老年痴呆症……"

"我总是感到不舒服，我是不是得什么病了？"

"孩子总是和我吵架，是不是我哪里做得有问题？"

"我总是各种病痛，我的命真不好……"

这些想法以"我"的面貌出现，让人相信，这个想法便是"我"，这个情绪便是"我"，似乎这些便是事实。在接纳承诺疗法中，将这种陷入想法，相信想法就是事实的现象叫做"认知融合"。

Haves 等人对此有一个形象的比喻，认知融合就好比是对网络诈骗信以为真：给你打一个电话或发一个短信，比如通知你中了大奖，让你提供自己的银行和身份信息；通知你亲人出了紧急情况，让你赶紧汇款。当面对这些与自己密切相关的诈骗信息时，人会冲动地做出反应，只有被人点醒或者回过神冷静下来，才意识到整件事情其实只是一场诈骗，确认自己信以为真并且心急如焚。自己思维就好比这种诈骗犯一样，它会在你的面前呈现令人沮丧或让人关切的信息，让人冲动地联想到某个想法、感受、记忆或感觉，并且对此深信不疑，将其当成事实（Haves et al.，2016）。

实际上，它们只是脑海中产生的一些想法，只是思维天空里一些转瞬即逝的浮云，并非是"我"，更并非事实。

如果你遇到了诈骗信息，你该怎么办？冷静下来，看看这些信息是否是事实。同样，在面对大脑涌现的各种想法时，最好的方法也是保持觉察，不要冲动地跳进大脑给你提供的那些内容之中。

有时人们会选择在自己的脑海中与各自想法进行辩论，这往往会让自己陷入思维反刍的陷阱。正念的方法，既不是与之辩论，也不是压抑或回避，而是让它们在脑海中自由来去，对其保持清醒地觉察，无所执著，认识到想法的本质如同天空中偶尔飘过的浮云或是电影屏幕上转瞬即逝的画面，并非生活的实相。正如《金刚经》所言——"应无所住而生其心"。

二、湖边冥想

湖边冥想是接纳承诺疗法中一个非常有效的对治认知融合的练习。其方法是,观想自己身处思维的小河边,脑海中不断出现的想法如同小河中激起的浪花或漩涡,或飘过的小树枝、树叶,在思维的溪流中漂过来又漂过去,自己静坐岸边静静观察,无论河中的漩涡或树枝如何翻腾,都不会影响到身处岸边的观察者。这一练习通过隐喻和观想的方式,帮助练习者形象地认识到想法和事实的区别,从而达到想法与事实认知"解离"的效果。

湖边冥想①

• 采取一个舒适的姿势坐着,尽量不要靠着椅背,让你的脊背保持挺直,双肩放松,自然下垂,双手自然放在两膝之上。

• 调整到一个稳定而舒适的姿势,让自己保持清醒且安定。

• 慢慢闭上眼睛,想象自己在一个温暖平和的午后,坐在一条缓缓流淌的小溪边。

• 静静地观察小溪的流淌。

• 你的思绪就像这条小溪一样,川流不息……

• 偶尔,小溪中会漂过几片树叶,或激起几朵浪花、几个漩涡……那是你脑海中出现的想法或情绪。

• 可以给这些想法或情绪做个标记,比如"我好久没见过清澈的河水了""怎么还不结束""我一会儿要去接孩子"。

• 这些想法如同溪水中的树叶或浪花一样,随波逐流。

• 漂过来,又漂过去,逐渐消失在视野里。

• 不用对它们做任何的干涉,仅仅坐在岸边静静地观察。

• 偶尔,会有一些很大的漩涡出现,可能泛起较大波浪,但那并不会影响到坐在岸边的你。

• 仍然对溪流中出现的任何现象保持觉察。

• 注意它们的出现、变化,又逐渐消失在视野里。

（持续几分钟）

• 现在,可以将注意力带回到当下,回到自己的呼吸上。

---

①根据 Mckay M,Fanning P,Ona P Z. 当情绪遇见心智:应对日常情绪伤害的 10 种策略与方法[M].北京:北京联合出版公司,2017。溪流中的落叶冥想改编。

- 花一些时间觉察此刻的呼吸和整个身体的感受。

- 当你准备好，可以缓缓睁开双眼。

湖边冥想是本练习中较少有的需要观想画面的练习。也因此，老年成员们的反馈中可能出现很多看似与主题无关的联系，例如联想到过去旅游时曾经见过的某条河流，然后一直回忆相关景象，或者难以想象，觉得很难进入冥想的情景，再或者干脆分享起与练习完全无关的话题。带领者需要灵活应变，将主题带回到对课程主题的讨论上来。

【示例】

成员 G：我刚才听到你说坐在湖边，我就想起来钓鱼。我特别喜欢钓鱼，每周都会去钓。我刚才就想到河里有很多鱼，鲢鱼、黑鱼、草鱼……（准备继续讲他钓鱼的经历）

带领者 Q：好（打断讲话），G 老师对钓鱼很有心得，不过我们还是先回到我们课程的主题上来。我们刚才的练习其实是一个隐喻，我们内心各自的想法或情绪，会像河里出现的浪花、树叶、漩涡一样，漂过来又漂过去，而并非永恒的真相。

G 老师提到，他想到河里出现很多的鱼，这其实也是一个非常精妙的隐喻。我们的想法也像河里的鱼一样。当我们心系某条"鱼"时，其实已不是我们在钓鱼，而是"鱼"将我们的心神"钓"走。如何在岸边钓鱼，而不是被鱼所钓，觉察想法，而不被想法所迷，正是正念练习的宗旨，这也是我们在练习和日常生活中需要保持觉察的原因。

三、区分想法和现实的方式

除了湖边冥想外，还有一些在生活里可以帮助我们区分想法和现实的方法。McKay 等人在其关于情绪问题的专著中提到了一些简单有效的方法（McKay et al.，2017）：

1. 如我们先前几章正念练习中所体验的，单纯地注视着想法的出现、离开，不带任何感情色彩。

正念能帮助我们洞察想法的本质，它们只是思维的天空里一些转瞬即逝的浮云，或者如同电影银幕上一幕幕的接连上演的戏码，出现又消失，并非现实。

2. 用不同的表述方式来描述体验。

不同的表述方式可以帮助你将自身与自身的想法或情绪相分离——那只是出现在我脑海中的一个想法，并非"我"本身。更复杂的表述，还用额外的措辞冲淡了你的内心独白，减缓了你将这些暂时的想法认作是"我"以及现实的冲动，这样你就能跟冲动的想法保持一定距离。

例如：

"每次一想到孩子不愿意结婚，我就很生气"，可以变为，"我的内心再次出现了那种非常熟悉的情绪——生气"。

"练习真无聊！"，可以变为，"我觉察到心中产生了认为练习很无聊的想法，还带着一些浪费我时间的愤怒"。

由此，我们能通过表述方式的转变，拉开想法与现实的距离。

在正念练习中还常常将这一方法叫做"评判先生练习"：每当脑海中出现一个想法或评判，可以温和地提醒自己——"评判先生，你又来啦。"类似地，我们可以将自己经常出现的想法或情绪拟人化。

当惯性的生气又出现时，可以温和地对自己说："生气先生，你又来啦。"

当因为不顺心的事情而烦躁时，可以温和或打趣地对自己说："烦躁，我的朋友，你又来啦。"

如同之前我们讨论的鲁米的《客房》一样，将每一位进出自己脑海的想法或情绪，当成一位客人或朋友，他们并非这个房间的主人，只是临时的一个过客，并非你自己。

3. 具体地问自己下列问题：

这一想法持续多久了？它符合事实吗？它是如何影响我的？关于它我有什么问题可以问？在另一时刻，另一种情绪下我会怎么想呢？会有不同吗？

例如：

"最近在与家人相处时，我总是很容易急躁，缺乏耐心。常常觉得不被理解，我说的话他们并没有认真听进去。每天辛苦帮忙做家务，还要受到埋怨。退休之后我的更年期状况更明显了，我就是一个脾气不好的人。"

可以问一问自己，自己是什么情境下产生这种想法的？如果在别的情境下自己还会这样想吗？想一想自己有没有"并非容易急躁，缺乏耐心"的时刻？家人是否有能理解和倾听自己的时刻？如果问完上面问题，再看一看，刚才想法是否符合事实。

4. 识别想法的同时专注呼吸。

识别到想法时，利用专注呼吸来放松身体。当你将部分注意力转移到呼吸上时，它会打断你的想法，使你从思维的漩涡里跳脱出来。我们前面所讲的"三分钟呼吸空间"是帮助自己从思维漩涡中解脱出来的很好方法。

第三节　课程材料

材料一：课程七的课后练习(表 10 - 1)

表 10 - 1　课程七课后练习

1. 跟随录音,在一天中选择你认为舒适的时候,进行湖边冥想练习。

2. 阅读材料二,尝试在日常生活中运用这些方法,帮助自己区分想法和事实。

3. 每天早晚,跟随录音或自行进行正念呼吸或身体扫描练习。在练习记录表上打"√",记录感想。

材料二:区分想法和现实的有效方式(表 10 - 2)

表 10 - 2　区分想法和现实的有效方式

1. 如我们先前几课正念练习所讲和所练习的,单纯地注视着想法的出现、离开,不带任何感情色彩。

正念能帮助我们洞察想法的本质,它们只是思维的天空里一些转瞬即逝的浮云,或者如同电影银幕上一幕幕的接连上演的戏码,出现又消失,并非现实。

2. 把你的想法看作内心产生的“心理事件”,而不是事实。

这些想法的确常常伴随着其他情感发生,很有可能把它想成真实的。但是你仍然需清楚,它们只是内心产生的一个想法,你不必陷入它们,现实也并非完全如此。

3. 用不同的表述方式来描述体验。

出离的表达帮助你将自身与自身的想法相分离,还用额外的措辞冲淡了你的内心独白,减缓了你将这些暂时的想法认作是“我”以及现实的冲动,这样你就能跟冲动的想法保持一定距离。

例如:“我很焦虑”,可以变为,“我的内心再次有了那种非常熟悉的想法——我很焦虑”。“真无聊!”,可以变为,“我觉察到心中产生了认为练习很无聊的想法,还带着一些浪费我时间的愤怒。”

4. 具体地问自己下列问题:

这一想法持续多久了? 它是如何影响我的? 关于它我有什么问题可以问? 在另一时刻,另一种情绪下我会怎么想呢? 会有不同吗?

5. 识别想法的同时专注呼吸。

识别到想法时,利用专注呼吸来放松身体。当你将部分注意力转移到呼吸上时,它会打断你的想法,使你从思维的漩涡里跳脱出来。可以试着将呼吸带到你觉得身体紧张的部位,这能平息你面对冲动或压力时想“逃跑或战斗”的反应,放松身体的紧张,并向心智和身体传达了一切安好的信息。

第十一章　正念干预课程八：
自我关怀——做自己的内在盟友

第一节　课程概况

一、课程主题

以自我关怀的方式对待自己，做自己的内在盟友。

二、具体目标

1. 结合案例和故事讨论和讲解自我关怀的意义。

2. 练习自我关怀正念呼吸练习。

3. 练习正念结合八段锦一至八式。

三、课程准备

1. 签到表，日常练习记录表。

2. 自我关怀练习录音；案例和故事讨论材料。

3. 八段锦运动全套讲解视频。

四、课程内容规划

1. 正念结合八段锦练习（20 分钟）。

2. 简单的茶歇（2～3 分钟）。

3. 案例和故事讨论"我会怎样对待朋友和自己""太阳与北风"（15 分钟）。

4. "放松—安抚—允许"练习（20 分钟）。

5. 反馈和讨论（10 分钟）。

6. 以"向自己发送慈心"练习作为结尾（5 分钟）。

第二节　内容要点和示例

一、我会怎样对待朋友和自己？

在八段锦练习后，本节的正式课程由案例讨论开始。辅助人员给每位成员发放案例材料——"我会怎样对待自己和朋友"。

首先请成员们阅读和思考材料正面的案例①：

请闭上眼睛，思考下面的问题：

想象自己的一位亲密朋友，遇到了某种挫折、失败或因为身体病痛觉得自己不够好，而此时你的自我感觉却很不错。

在这样的情况下，你通常会如何回应这位朋友？你会说些什么？会用哪种语气和态度？会呈现哪种身体姿态？会做些什么？

等待一两分钟后，请成员依次分享，但先不展开讨论，然后继续请成员阅读材料反面的案例：

现在，再闭上眼睛，思考下面的问题：

想象自己遇到了某种挫折，遭遇了不幸、失败，或因为身体病痛觉得自己不够好。

在这样的情况下，你通常会如何对待自己？会跟自己说些什么？你会用哪种语气和态度？会呈现哪种身体姿态？会做些什么？

最后，请比较一下对待逆境中的挚友的态度，和对待自己的态度，有何不同？

等待一两分钟后，请成员进行分享和讨论。

面对以上两个问题，成员们通常会反馈，自己会对挚友加以安慰和关心，帮助其一起渡过难关，有成员甚至说想给好友一个拥抱。而对待自己总会加以苛责，认为总归是自己哪里没有做好，遇到挫折总是有原因的，等等。在我们的传统和文化中，我们可能会用善意对待他人，却很少会用善意对待自己，对老年人而言这点尤为明显。

在笔者进行正念干预过程中，曾遇到一位老年成员，每周准时骑车半小时前来参加正念课程，十次课程风雨无阻。在谈及参与课程的初衷时他说，看到报道正念能帮助改善心理和大脑认知功能，有助于身体健康，于是他就来参加了。他希望自

①改编自 Neff K，Germer C. 静观自我关怀[M]. 姜帆，译. 北京：机械工业出版社，2020。

己保养好身体，不让儿女为自己多操心。这样的心态在我国老年人中普遍存在，老年人可能对自己的子女百般疼爱和关心，但当自己面对问题时却往往选择隐忍，甚至保护自己的健康都是为了让儿女不为自己操心。

二、自我关怀——北风与太阳的故事

自我关怀（self-compassion），正是帮我们像善意对待他人那样，善意对待自己。如正念自我关怀疗法的创始人 Neff 等人所说，自我关怀是指，做自己的内在盟友，而非敌人（Neff & Germer，2020）。自我关怀建立在正念觉察之上，这意味着自我关怀并非是顾影自怜、自恋或者软弱，相反，它能帮助自己更清醒地面对和处理眼前的事务。

绝大多数时候，我们并不能发挥出自己的全部潜力，都在自我批评、自我限制或与痛苦作斗争中耗竭殆尽，而不能全力专注在当下的生活中。建立在正念基础上的自我关怀意味着，允许和接纳自身的不足与痛苦，不让自己陷入自我批评或自我苛责的思维漩涡之中，将更多精力放到当下，更灵活和智慧地面对眼前的世界。

伊索寓言中有一个很形象的故事①，可以帮助理解自我关怀的含义与效果。

北风与太阳为了谁的力量更强大而起了争执，恰好路边有一个旅人路过，北风和太阳于是约定，谁能让旅人脱下斗篷，谁就更强大。

北风于是用力吹起，刮起大风，可谁知风越大，旅人却把自己包裹得越紧。太阳并没有很用力，而只是温和地把阳光洒在旅人的身上，不久，旅人就因感到温暖舒适而解开扣子，脱下斗篷。

我们对待自己也是如此。我们惯性的反应模式，自我批评、自我苛责，思维反刍和经验性回避，都如同北风般，用尽力气希望自己能改变现状，结果反而让人把自己裹得更紧。相反，如果对现状保持清醒的觉察，意识到裹着衣服是因为内在的寒冷，对现状和自我充满善意的关怀，如同将温暖的阳光照耀其上，便能让人自然脱下斗篷。

这个故事中包含的另一个隐喻是，令我们痛苦的症状，有时也如同穿在我们身上的斗篷一般，最初只是我们保护自己的方式。这也便是精神分析中所讲的自我防御机制。防御机制原本只是头脑用来回避痛苦情绪的特定方式（Ursano，2018），但当防御过度便会僵化，对我们造成限制，成为令我们更加痛苦的症状。如果我们不理解症状背后的声音，只知道如北风般惯性地强行改变症状，不仅不能让

---

①https://zh.wikipedia.org/zh-cn/北风与太阳

人缓解痛苦,反而适得其反。

这也是基于正念的自我关怀所带来的进一步效果,在接纳痛苦体验的基础之上,帮助人更深入地理解自身痛苦或症状所传达的信号。如鲁米(Rumi)所说:"我们并非寻找爱在何方,而是仅仅发现你心中筑起的高墙①。"

三、"放松—安抚—允许"练习

"放松—安抚—允许"练习是正念自我关怀疗法中一个有效的面对和接纳困难情绪的方法。顾名思义,是通过这三种方式来帮助我们进行自我关怀。

放松旨在关怀身体,在困难情绪来临时放松身体紧张部位;安抚旨在关怀情绪,对情绪保持温和的觉察,不让自己陷入惯性的适应不良反应;允许是以允许和接纳的态度,对待伴随困难情绪出现的任何心理和生理感受(Neff & Germer,2020)。如我们第五课所说的,放下一件事最简单的方法不是抓取或推开,而是首先停止想去惯性反应的冲动,如实地去看到事物本来的样子。

在实践中我们发现,对饱受情绪痛苦和生理疼痛影响的老年人来说,这一练习能让他们从中获益。这一练习对此时的成员来说也并不陌生,我们在第二课身体扫描中,便已融入了自我关怀的元素,经过几周练习的成员,此时对此练习也许会更有感触和收获。

【示例】

放松—安抚—允许练习②

• 找一个舒服的姿势,坐着或躺着都可以,闭上眼睛,呼吸三次,让自己放松下来。

• 把一只手放在心脏上,或者其他能够安抚你的地方。

• 提醒自己现在正安全地坐在这里。并且,你值得被好好对待,值得被爱。

• 回忆一件介于略有困难和比较困难之间的事情,也许你有一些健康问题、关系中的压力,或者自己爱的人正处在痛苦之中。

• 不要挑选非常困难的情境或无关痛痒的问题——选择一个想起来就能给身体带来一些压力的问题。

• 在脑海中清晰地想象这个场景。场景中有谁? 发生了什么?

---

① 诗句翻译转引自 Neffk,Germer C. 静观自我关怀[M]. 姜帆,译. 北京:机械工业出版社,2020.

② 改编自 Susan M Pollak,T P,Ronald D Siegel. 正念心理治疗师的必备技能[M]. 李丽娟,译. 北京:中国轻工业出版社,2017.

给情绪命名

- 在重温这个困难情境时，留意心中是否产生了任何情绪。如果有情绪，看看能否命名或标注这个情绪。

- 例如：愤怒，悲伤，哀伤，困惑，恐惧，渴望，绝望……

- 如果你感到了许多情结，看看能否说出与这个情境相关的最强烈的情绪名称。

- 现在，用温柔、理解的语气，对自己重复那种情绪的名称，就好像你在确认一个朋友的感受："那是渴望。""那是哀伤。"

- 觉察身体里的情绪。

- 现在，扩展你的觉知，觉察你的整个身体。

- 再次回忆那个困难的情境，用觉知扫描自己的身体，寻找身体里最容易感受到这个困难情绪的部位。从头到脚地扫描自己的身体，在你觉得有一些紧张和不适的地方停下来。

- 感受当下身体里"能够感受"的东西，仅此而已。

- 如果可以，选择一个身体部位。这个部位对感受的表达最为强烈，也许是某处肌肉的紧张、某种空虚的感受，或者头痛。

- 让自己的心灵轻轻地转向那个部位。允许自己的觉知完全地栖息在那种情绪带来的身体感觉里。

放松—安抚—允许

- 现在，将让你感受到困难情绪的身体部位放松下来。让肌肉放松下来，让它们休息，就像沉浸在热水中一样。放松……放松……放松……记住，我们不是在试着改变那种感受，我们只不过是在用一种温柔的方式来抱持那种情绪。

- 如果你愿意，可以仅仅让那个部位的边缘放松一些。

- 现在，试着安抚自己，因为自己经历了这件困难的事情。

- 如果你愿意，可以把手放在感到不适的身体部位上，感受手掌温柔的触摸。想象温暖和善意正在从你的指尖流出，注入身体。

- 甚至可以把自己的身体想象成一个挚爱的孩子的身体。

- 你想不想听到一些安慰的话语？如果想，就想象一个朋友正在经历相同的困难。

- 你会对这位朋友说什么？（"看到你有这些感受，我也很难过。""我非常关心你。"）你能向自己传达类似的信息吗？（"哦，有这种感觉实在是太难了。"）

- "愿我善待自己。"

- 如果你需要，可以在你愿意的时候睁开眼睛，或者放下这项练习，只去感受自己的呼吸。

- 最后，允许不适感的存在。为这种不适腾出空间，放下消除这种感觉的需要。

- 允许自己做当下的自己，就像现在这样，哪怕只有片刻时间。

- 如果你愿意，可以再为这种情绪重复这个循环，每次重复的时候，可以更加深入。如果这种感受在你的身体里移动，或者变成另外一种情绪，也要跟住它。放松……安抚……允许；放松……安抚……允许。

- 现在，放下这项练习，关注自己的整个身体。允许自己感受当下的任何感觉，成为当下最真实的自己。

四、向自己发送慈心

慈心冥想也是自我关怀练习的重要方法，关注培养对生命关爱的感觉（Zeng et al.，2015）。慈心冥想具有一套循序渐进的方法，首先是面向练习者自己说出祝福的话语，如"愿我平安""愿我快乐"，以此培养慈悲和关爱，而后将祝福逐渐扩展到更大的范围，至练习者身边亲近的人、中立的人、难以接纳的人，乃至一切生命（彭彦琴，2018）。

本次课以向自己发送慈心的简短练习作为结尾，在下一课中进一步深入练习和讨论慈心冥想练习。

【示例】

发送慈心给自己[①]

- 调整好身体的状态，让自己找到一个舒服的姿势。

- 花几分钟时间觉察一下你此刻的呼吸。

- 让自己安定下来，注意体内的任何紧张或不适，试着将呼吸带到那些部位，让它们变得柔软。

- 向自己发送一些传统的、友善的祝福语句：愿我快乐、愿我健康、愿我自在、愿我安宁。选择这些语句中的任何一个或其他的能让你感到安慰、慈爱的语句。

- 默默地对自己说这些语句，找到感觉舒服的节奏。看看你是否可以对每一

---

①改编自 Susan M Pollak，T P，Ronald D Siegel. 正念心理治疗师的必备技能［M］. 李丽娟，译. 北京：中国轻工业出版社，2017.

句语句保持开放。如果有一个句子萦绕在你的耳边，和它待一会儿是极好的感受。

- 可以想象每一句祝福中包含的你所需的重要的"维生素"，或想象它们是温柔的雨灌溉干涸的土地。

- 尝试唤起平安、健康、安宁和自在的形象。如果它看起来加强了你的慈心，继续想象这个形象。

- 如果内心游离，没有关系。再次回到这些语句或想象上，让它们变成你的锚点。

- 当你准备好了，深呼吸，伸展，如果你的眼是闭上的，请睁开。看你是否可以把充满慈心的态度带入接下来的活动中。

第三节　课程材料

材料一:课程八的课后练习(表 11 - 1)

表 11 - 1　课程八课后练习

1. 跟随录音,进行正念自我关怀练习,在下方记录下所思所想。

2. 尝试给自己写一封自我关怀的信。结合本课所学,尝试以一位亲密朋友的口吻,给自己写一封关怀和安慰的信。这位朋友是你最坚定的同盟,他以关怀和善意的态度,接纳你的不完美,与你共同面对生活的困境。

3. 每天早晚,跟随录音或自行进行正念呼吸或身体扫描练习。在练习记录表上打"√",并记录感想。

材料二：案例讨论——我会怎样对待朋友（表 11 - 2）

表 11 - 2　案例讨论——我会怎样对待朋友

（材料正面）请闭上眼睛，思考以下这个问题：

想象自己的一位亲密朋友，遇到了某种挫折、失败或因为身体病痛觉得自己不够好，而此时你的自我感觉却很不错。

在这样的情况下，你通常会如何回应这位朋友？你会说些什么？会用哪种语气和态度？会呈现哪种身体姿态？会做些什么？

（材料反面）现在，再闭上眼睛，思考下面的问题：

想象自己遇到了某种挫折，遭遇了不幸、失败，或因为身体病痛觉得自己不够好。

在这样的情况下，你通常会如何对待自己？会跟自己说些什么？你会用哪种语气和态度？会呈现哪种身体姿态？会做些什么？

材料三:故事——北风与太阳(表 11 - 3)

表 11 - 3　故事——北风与太阳

　　北风与太阳为了谁的力量更强大而起了争执,恰好路边一个旅人路过,北风和太阳于是约定,谁能让旅人脱下斗篷,谁就更强大。

　　北风于是用力吹起,刮起大风,可谁知风越大,旅人却把自己包裹得越紧。太阳并没有很用力,而只是温和地把阳光洒在旅人的身上,不久,旅人就因感到温暖舒适而解开扣子,脱下斗篷。

第十二章　正念干预课程九：
慈心冥想——对自己和他人心怀慈悲

第一节　课程概况

一、课程主题

培养对自己和他人的慈悲。

二、具体目标

1. 继续练习慈心冥想，体验发送祝福给自己，对自己培养慈悲。

2. 进一步深入，尝试发送祝福给身边的人和事物，培养对他者的慈悲。

三、课程准备

慈心冥想录音、课程阅读材料。

四、课程内容规划

1. 正念八段锦运动练习（20分钟）。

2. 简单的茶歇（2～3分钟）。

3. 慈心身体扫描（向自己发送祝福）（20分钟）。

4. 讲解慈悲冥想的原理和效果（5分钟）。

5. 练习发送慈心给自己和他人（15分钟）。

6. 讨论和总结，讲解课后作业（10分钟）。

第二节　内容要点和示例

一、慈悲心

慈悲心是正念的三大核心组成之一（Christopher K. Germer，2017），也是自我关怀的根本源泉。修习慈悲的方法，早在佛学中就已出现成体系的方法，在现代正念冥想中被称作慈心冥想和悲心冥想（Loving-kindness and Compassion Meditation）（Shonin et al.，2015）。

广泛来讲，慈心是指，期望他人愉悦；悲心是指，希望他人免遭痛苦（Susan M Pollak，2017），这背后还蕴含自己与他人彼此相连之意（Kabat-Zinn，2014）。如约翰·邓恩（John Donne）的诗句所说："没有人是一座孤岛①。"慈悲心的改善原理，在于将自我个体与他者众生视为同一，利他即是利己，故而以广博的情怀最大限度地拓展个体的心理空间，扩充认知联结，进而使之摆脱个体的认知局限，超越消极情绪的囿限，更灵活地应对外界负性刺激的影响（彭彦琴，2018）。

近年来针对慈心和悲心冥想的研究也越来越多。研究发现，慈心冥想能有效促进练习者的积极情绪（Fredrickson et al.，2008；Zeng et al.，2015），增加人的社会联系和积极性，减少社会孤立（Hutcherson et al.，2008），慈心冥想干预能有效改善多种临床症状，包括抑郁症、焦虑症、慢性疼痛和创伤后应激障碍（Graser & Stangier，2018）。一项面向老年人进行的慈心冥想干预研究也发现，八周的慈心冥想干预对老年人的心理健康和注意、工作记忆、认知灵活性等认知功能也都有显著改善（Etemadi et al.，2019）。此外，一项对慈心冥想练习者的端粒（端粒是一种与长寿相关的生物标记物，因此，慈心冥想也可能以此改善老年人的健康）长度的研究发现，慈心冥想练习者，特别是女性，练习后端粒长度相比对照组显著增长（Hoge et al.，2013）。

慈、悲心冥想建立在专注和开放的正念练习之上。在专注练习中，练习者将注意力集中在某个专注对象上，如身体部位或呼吸；在开放觉察练习中，练习者将不必专注于身体内外的任何对象，而是对当下的任何体验都保持开放和觉察。而慈、悲心冥想则结合了专注练习和开放觉察，在此基础之上，培养慈爱和同情心（Lippelt et al.，2014）。

二、对自己和他人心怀慈悲

培养慈悲并非易事，需要不断练习和深化。也正因此，如我们在上一课最后所提到的，慈心冥想具有一套循序渐进的方法。首先是练习者对自己说出祝福的话语，而后将祝福逐渐扩展到更大的范围，至练习者身边亲近的人、中立的人、难以接纳的人，乃至一切生命（彭彦琴，2018）。自我关怀的课程中，我们已初步练习了如

①翻译转引自 Kabat-zinn J. 正念：此刻是一枝花. 北京：机械工业出版社，2014.

何关怀自己,对自己心怀慈悲,向自己发送祝福的慈心冥想练习。在这一课中,我们将继续深化这一主题。

本课的慈心冥想练习分为两个环节。首先是慈悲身体扫描练习,这一练习面向自己和自己的身体发送慈心祝福,在上一课"放松—允许—安抚"练习和"向自己发送慈心"练习的基础上,加入对身体中不适和疼痛发送祝福的内容。在讨论和分享后,第二个练习开始尝试让成员对自己的家人和不太能接纳的人发送练习。在课后作业中我们对培养慈悲的对象有进一步拓展,让成员尝试在生活中,对身边路过的人和一切事物都发送慈心祝福,并记录下感想。带领者亦可根据团体氛围和成员练习情况,在课程中调整本练习的拓展空间。

【示例】

慈悲身体扫描①

- 采取一个舒适的姿势坐着(或躺着),让你的脊背保持挺直,双肩放松,自然下垂,双手自然放在两膝之上。
- 调整到一个稳定而舒适的姿势,让自己保持清醒且安定。
- 可以慢慢闭上眼睛,也可以微微看下前下方。
- 花一些时间,觉察此刻的呼吸。不用刻意控制呼吸,仅仅让呼吸自然呈现。
- 当你准备好,让觉察来到自己的头部和脖颈。由上而下,带着关爱和善意的觉察扫描自己的身体。
- 如果你觉察到疼痛或不适,尝试把充满友善和关爱的关注带到你身体的那个部位,把温和的关注带到任何紧张或不适之处。
- 继续向下进入肩膀和胸腔,让你的身体充满友善。觉察任何不适并使它变得柔和。温柔而又友善地注意所有疼痛或情绪。
- 不用挣扎或抵抗,让它成为本来的样子。同时注意你的双臂,从上臂到指尖。如果对你来说这是一个困难的时刻,把你的手放在你的心上,感受关怀和慈悲从你指尖流出,进入你的心房。
- 继续扫描腹部、背部和臀部,友善、慈悲地注意你身体的每一个部位。
- 如果产生令人厌烦的情绪,尝试回到你的呼吸或者尝试重复一些充满慈心的语句:愿我平安、愿我健康、愿我安宁、愿我轻松自在。或尝试你自己改编的语

---

①改编自 Susan M Pollak，T P, Ronald D Siegel. 正念心理治疗师的必备技能[M]. 李丽娟，译. 北京：中国轻工业出版社，2017.

句，比如愿我免于遭受内外部的伤害，愿我完全地爱我本来的样子。

• 如果你喜欢，也可以简化这个序列为几个关键词：平安……健康……安宁……轻松自在。

• 让这些话语深入你的内心，接收它们。让它们滋养你。

• 如果你对身体的任何部位产生强烈的不喜欢的感觉，尝试用最亲切的语气对自己说：愿我爱和接受我身体本来的样子；愿我把友善和慈悲带到这个身体。

• 把友善的注意带到双腿、膝盖、脚踝和双脚，感恩你的身体所做的一切以及它如何为你努力工作。如果你走神了，重新回到那些语句或呼吸。

• 如果你感觉被某个与特定身体部位相连的情绪淹没，你可以绕过身体的这个部分，等你准备好了重新回来。

• 用慈悲结束你的整个身体扫描，和所有的伤痛、不完美、不适或疾病在一起。

• 看看你是否可以欣赏并感觉这个身体，爱它现在的样子。

• 当你准备好了，请缓缓睁开双眼，带着慈悲的善意慢慢伸展身体。

• 看看你是否可以带着一种自我慈悲的态度进入接下来的活动。

在讨论和分享后，第二个练习开始尝试让成员对自己的家人和不太能接纳的人发送练习。在课后作业中我们对培养慈悲的对象有进一步拓展，让成员尝试在生活中，对身边路过的人和一切事物都发送慈心祝福，并记录下感想。带领者亦可根据团体氛围和成员练习情况，在课程中调整本练习的拓展空间。

在实际练习中，以不能接纳的人作为慈心冥想对象，可能让成员感到困难。这一练习在初步尝试时确实会遇到很大阻抗，带领者可以视情况调整在这部分停留的时间。与此同时，这也是很好的觉察契机。在指导语和课后的讨论中，带领者也可以跟成员具体讨论存在困难时的感受，帮助成员探索面对不能接纳的人时，尤其是还要对他们报以慈悲时，自己的内在情绪和身体感受。如有条件，可以运用此时此刻的困难体验，探索成员身上存在的惯性模式。

对自己和他人心怀慈悲练习

• 采取一个舒适的姿势坐着，让你的脊背保持挺直，双肩放松，自然下垂，双手自然放在两膝之上。

• 调整到一个稳定而舒适的姿势，让自己保持清醒且安定。

• 可以慢慢闭上眼睛，也可以微微看向前下方。

• 花一些时间，觉察此刻的呼吸。

• 尝试向自己发送一些慈爱的祝福，例如：愿我快乐、愿我健康、愿我自在、愿我安宁。

• 你也可以将祝福简化成：平安……平安……健康……健康……自在……自在……

• 默默地对自己说这些语句，找到感觉舒服的节奏。看看你是否可以对每一句语句保持开放。

• 可以想象每一句祝福中包含的你所需的重要的"维生素"，或想象它们是温柔的雨灌溉干涸的土地。

• 慢慢地，你可以尝试将祝福发送给自己的亲人、朋友。

• 同样，带着慈爱，对他们说出：愿你快乐、愿你健康、愿你自在、愿你安宁。

• 如果你感到难以说出口，觉察一下难以言说时的情绪，以及身体的感受。

• 对这些情绪和感受保持开放，也对它们发送祝福：愿你轻松……愿你自在……愿你安宁……

• 并不用努力改变，仅仅为这些情绪和感受创造一个接纳和慈悲的空间。

• 你也可以试着想象一个你生活中有些过节或不太能接纳的人。

• 尝试对这个人也发送祝福：愿你快乐、愿你健康、愿你自在、愿你安宁……

• 尝试像对待自己身体的不适一样，让他在你心中变得柔软。

• 如果你感到困难，可以觉察此刻身体的感受，对身体感到困难的部位发送祝福：愿你轻松……愿你自在……愿你安宁。

• 当然，任何时候你都可以回到呼吸上，呼吸是一根锚，可以帮你在难受时重新回到当下，让自己安定下来。

• 当你准备好了，深呼吸，带着善意柔和地伸展自己的身体。

• 尝试将充满慈心的态度带入接下来的活动中。

第三节　课程材料

材料一：课程九的课后练习（表 12－1）

表 12－1　课程九课后练习

1. 跟随录音，进行正念慈心冥想练习，在下方记录下所思所想。

2. 阅读课后材料，尝试在生活中走路、买菜、逛街时，对身边遇到的人或事物报以慈悲的态度，将慈悲带入生活。在下方记录下实践后的感想。

3. 每天早晚，跟随录音或自行进行正念呼吸或身体扫描练习。每天完成后在练习记录表上打"√"，并记录感想。

材料二:将慈悲心带入生活(表 12 - 2)

表 12 - 2 将慈悲心带入生活①

- 开始时舒服地站着,找到身体的平衡并深呼吸几次,以集中和稳定你的内心。

- 接下来默默重复这些或其他的充满慈心的语句:愿我平安、愿我健康、愿我内心安宁、愿我轻松自在。

- 以一个舒服的步伐开始行走,随着你的移动说这些语句。如果你愿意,请与你的呼吸或脚步协调。

- 当你经过人群或动物时,希望他们安好,默默地说:愿你平安、愿你健康、愿你内心安宁、愿你轻松自在。

- 没有必要告诉他人你正在做什么;只是当你经过时默默给予友善。不需要发送慈悲给每一个你经过的人。选择其中的一些人就好了。

- 如果这样感觉不舒服,或如果你正在经历困难的时刻,重新发送慈心给自己一段时间。

- 然后你感觉准备好了,也可以尝试发送慈悲心给所有你碰到的生物——狗、猫、小鸟,甚至可以包括树木和花朵。

- 你可以带着这个练习进入让你可能感到不适的环境——人头攒动的市场、堵车的街头、医院,等等。

- 如果你感觉不适,任何时候都可以回到你的呼吸中并发送慈悲心给自己。

①翻译转引自 Kabat-zinn J. 正念:此刻是一枝花. 北京:机械工业出版社,2014.

第十三章 正念干预课程十: "处处皆是禅"——将正念带入生活

第一节 课程概况

一、课程主题

回顾整个 10 次课程,分享课程,讨论和讲解如何将正念带入生活,感谢参与成员。

二、具体目标

1. 让成员分享 10 次团体课程后内心的改变。

2. 具体讨论和分享将正念带入生活的方式。

三、课程准备

课程回顾讨论材料;课程感谢与建议表;阅读材料:将正念带入生活。

四、课程内容规划

1. 正念呼吸(30 分钟)。

2. 课程回顾,成员分享 5 周的感受,邀请成员讨论各自在生活中如何应用和实践正念(20 分钟)。

3. 朗读材料"心药在内心深处",讨论(15 分钟)。

4. 发放"日常生活中的正念练习"阅读材料并讲解。

5. 祝福和感谢,邀请成员分享对课程感想和建议。

第二节 内容要点和示例

作为 5 周老年正念干预的最后一次课程,我们不再设置任何新的内容,仅仅练习课程之初最基础也伴随成员最久的正念呼吸练习。帮助成员体验五周之后的集体练习和最初的练习之间，有何区别，这也可以作为分享和讨论的主题。

本课程的核心宗旨是，帮助老年人自助式地改善身心，将正念最终融入生活中。因此，在最后一次课程，我们也邀请成员们分享这五周以来各自在生活中的正念体会。每位成员都拥有各自独特的智慧和体验，五周之后积累的经验常常让我们受益匪浅。

本次课程还包含一份朗读材料，改编自 Kabat-Zinn 的《正念：此刻是一枝花》。材料中包含卡比尔的一首诗《不必出门去看花》①。

"朋友，不必费劲，不必出门，花就在你心里。一朵花绽放千片花瓣，足以提供一席之地。静坐此地你会在心里心外、园前院后看见美丽。"

这也正是本方案正念课程希望给老年人带来的理念。哪怕课程结束后什么内容都忘记，起码能明白其中一个观念——向内观照。心药在内心深处，而不在外。正念又名内观，向内观照如同正念的一颗种子，将这颗正念的种子种在心中，耐心培养，总会有生根发芽之日。

与此同时，我们还准备了一份日常生活中的阅读材料，包含从早到晚的一整天可以进行正念觉察的方面。这份材料可以帮助成员在课程结束后，更全面和仔细地将正念融入生活。

事实上，经过 10 次的正式练习和 5 周的非正常练习，成员们已能领悟，正念并不需要找到安静的地方静坐冥想，其实只要保持觉察，生活中处处皆可正念。如 Kabat-Zinn 所说："正念允许身边所有的事物成为你的老师：你的身体、你的态度、你的心灵、你的痛楚、你的喜悦、他人、你所犯过的错误、受过的挫折、成功、自然，等等。简而言之，你的所有时刻。如果你在生活中培育正念，生活中任何一件你所做过的事和有过的体验都能教会你了解自己，如镜子一般反映出你自己的心灵和身体(Kabat-Zinn，2018)。"

最后，每次课程结束我们还会邀请成员给课程提出建议。也正是实际干预中老年成员们的坚持和热情，才让本方案一次次地改进和完善。

---

①转引自 Kabat-Zinn J. 正念：此刻是一枝花 [M]. 北京：机械工业出版社，2014.

第三节　课程材料

材料一:课程回顾思考问题(表 13 - 1)

表 13 - 1　课程十课后回顾

回顾这 10 次的正念练习,请花一些时间思考以下问题:

1. 想一想你最初是因为什么来到这里——你的期望是什么?

2. 是什么让你坚持下来? 在课程中,你最大的障碍是什么? 是什么方法帮助你克服了障碍?

3. 练习正念后,你的生活发生了哪些变化? 你有哪些关于将正念融入生活的体会或心得?

材料二:课程感谢与建议表格(表 13‑2)

表 13‑2　课程感谢与建议

参加完本期的正念练习,您有哪些感想或建议? 您的反馈对我们的改进非常重要,对您 5 周的练习经历也是一次总结和回顾。请您在下面的方框内写下您的感想或建议。非常感谢!

材料三:阅读材料(表 13 - 3)

表 13 - 3　日常生活中的正念练习①

当早晨醒来起床之前,请将注意力集中在自己的呼吸上,花几分钟觉察一下呼吸。

注意身体姿势的改变。注意当你从躺下到坐起,到站立,再到行走时,你的身体和心里感觉是怎样的。尤其是每次从一种姿势到下一种姿势之间转化时的感觉。

注意周围的声音。无论何时当你听到电话铃、鸟儿叫声、列车经过声、笑声、汽车鸣笛、风声、关门声之类的时候——请使用任何一种声音作为正念觉察的对象,认真去听并且感觉。

注意进食的感受。无论何时你正在吃什么或者喝什么,请将注意力放到你吃的过程上,仔细品味食物的滋味和身体的感受。看着你的食物并且想到这是有助于自己成长的营养。你能够从自己的食物中看到阳光、雨水、土地、农民和推土机吗? 集中注意力,看着你的食物,对你的食物微笑并细细品尝。

当你行走或者站立的时候,请注意你的身体。拿出片刻时间来注意自己的姿势。注意你和你脚下这片土地之间的联系。感觉一下行走时接触到的脸上、腿上和胳膊上的空气。你在奔跑吗?

觉察听和说。你可以不带有任何喜爱偏好地听吗? 或者不带有任何情绪态度地说话吗? 你能注意到你听和说的时候,身体和心里感觉是怎样的吗?

当情绪起伏发生时,注意一下自己的躯体感觉和呼吸。注意腹部呼吸时的一起一落。你能感觉到自己情绪的变化吗? 当你觉察到情绪时,感受和识别一下你身体正在发生的变化。

注意当身体有紧绷感的每一个时刻。观察你是否能深入地呼吸,并且当呼气时是否会释放出紧张感。在你身体内的任何地方是否都会存有紧张和压力? 例如,你的脖子、肩膀、胃、下颌或者后背。如果可能,请坚持练习八段锦。

在进行日常活动时,比如刷牙、洗衣服、梳头发、穿鞋、买菜、做饭,都可以进行正念。这有助于培养生活中的觉知。

晚上睡觉之前,请腾出一些时间来将注意力集中在你的呼吸上。花几分钟内观一下呼吸。

①改编自 Segal Z V. 抑郁症的内观认知疗法[M]. 北京:世界图书出版公司北京公司,2008.

材料四:阅读材料——心药,在每个人内心深处(表 13-4)

表 13-4　心药,在每个人内心深处①

　　我们总习惯于向外去寻找,认为外在会有灵丹妙药或救世奇遇,可以帮助我们解决自身的痛苦。但经过长时间对内在的探索,我们渐渐意识到,总在自身之外寻找幸福、理解和智慧,结果不一定令人满意。

　　这并不是说外在的环境或他人不能帮助我们感到幸福、获得满足,而是指,如果我们能真正了解自己的内心,能自在地——这种自在源于自己的内心世界无拘无束、源自于非常熟悉自己的身心——面对外部世界,那么我们会获得更为丰富、更为深入的幸福、满足以及理解。

　　每天都抽出一些时间,沉浸在寂静中,审视内心,我们会触摸到内心中最真实、最可靠而又最容易被忽略、被荒疏的东西。面对外部世界的各种拉扯,如果能全神:贯注于自身,哪怕只短短一刻,不去他处另做他事或设法取悦自己,那么无论身处何处,我们时刻都能自在,都能对——一切心平气和。心药,就在我们每个人内心深处。

> 不必出门去看花
>
> 朋友,不必费劲,不必出门
>
> 花就在你心里
>
> 一朵花绽放千片花瓣
>
> 足以提供一席之地
>
> 静坐此地
>
> 你会在心里心外、园前院后
>
> 看见美丽
>
> 　　　　　　　　　　　　——卡比尔

---

①改编自 Kabat-Zinn J. 正念:此刻是一枝花[M]. 北京:机械工业出版社,2014.

附　录

附录 A　正念结合八段锦练习指导语

八段锦预备势

【动作一】

- 两脚并拢,头正身直,下颏微收,舌自然平贴于上腭。
- 两臂各关节放松自然下垂,两手五指自然并拢,全身放松。

（停顿约 5 秒）

- 自然呼吸,两眼平视,目光内含。

将注意力放在呼吸上,留意腹部随着呼吸的一起一伏……

（停顿约 15 秒）

【动作二】

- 松腰,沉髋。

（每个短句停顿约 5 秒,留出时间让老年成员觉察身体感受）

- 身体重心移至右腿。

留意重心转移过程中身体的感觉。

- 左脚向左侧开步,脚尖朝前,约与肩同宽;目视前方。

自然呼吸,不用刻意控制气息。

（停顿约 10 秒）

【动作三】

- 两臂内旋,两掌分别向两侧摆起,约与髋同高,掌心向后;目视前方。

对手臂摆起过程中的身体感受,保持觉察。

不论产生什么感受,都只需对其保持注意,感受它带给自己的体验,这种感受是否也会发生变化。

（停顿约 10 秒）

【动作四】

- 两腿膝关节稍屈；两臂外旋，向前合抱于腹前呈圆弧形，与脐同高。
- 掌心向内，十指相对，两掌指间距约 10 厘米；目视前方。

将注意力放在手掌之间，花一些时间觉察此刻手心的感觉。

同时，自然呼吸，感受手臂、手掌随着呼吸微微地起伏，让呼吸成为觉察背景。

（停顿约 10 秒）

第一式：两手托天理三焦

【动作一】

- 接上式。
- 两臂外旋微下落，两掌五指分开在腹前交叉，掌心向上；目视前方。

（停顿约 5 秒）

【动作二】

- 两腿徐缓挺膝伸直；同时，两掌上托至胸前，随之两臂内旋向上托起，掌心向上。
- 抬头，目视两掌。

（停顿约 5 秒）

不用憋气，觉察此刻呼吸的自然频率。息长知长，息短知短。

感受手臂的撑拉感。

【动作三】

- 两臂继续上托，肘关节伸直；同时，下颏内收（停顿约 5 秒）；目视前方。
- 同样，觉察此刻的身体感受和呼吸。

【动作四】

- 身体重心缓缓下降；两腿膝关节微屈；同时，十指慢慢分开，两臂分别向身体两侧下落，两掌捧于腹前，掌心向上；目视前方。（动作放缓）
- 感受由撑拉到松弛过程中身体的体验。

• 本式托举、下落为一遍,共做六遍。（视实际情况）

后面的练习指导语可以逐渐减少,但仍建议动作保持较缓的速度,一则让成员学习动作招式,二则留有充分的时间给成员进行身体和呼吸觉察。

第二式:左右开弓似射雕

【动作一】

接上式。

• 身体重心右移;左脚向左侧开步站立,两腿膝关节自然伸直。

• 同时,两掌向上交叉于胸前,左掌在外,两掌心向内;目视前方。

觉察双掌在胸前时,两掌的感受,以及双掌带给胸口的温度。

【动作二】

• 两腿徐缓屈膝半蹲成马步。

觉察双膝半蹲呈马步时两腿肌肉和膝盖的状态。

• 同时,右掌屈指成"爪",向右拉至肩前;左掌成八字掌,左臂内旋,向左侧推出,与肩同高,坐腕,掌心向左,犹如拉弓射箭之势。

• 动作略停;目视左掌方向。

感受手臂的拉伸感,注意不要憋气,保持自然呼吸。

感受手臂拉伸时,呼吸频率的变化。

【动作三】

• 身体重心右移;同时,右手五指伸开成掌,向上、向右划弧,与肩同高,指尖朝上,掌心斜向前;左手指伸开成掌,掌心斜向后;目视右掌。

让胸背得到充分伸展,感受手臂的拉伸。

注意不要憋气,保持自然呼吸。感受手臂拉伸时,呼吸频率的变化。

尝试对任何感受保持开放和觉察。

如果你的思维产生漂移,留意心去向何处,然后重新将注意力回到身体或呼吸上。

【动作四】

• 重心继续右移;左脚回收成并步站立。

• 同时,两掌分别由两侧下落,捧于腹前,指尖相对,掌心向上;目视前方。

觉察手臂经络和肌肉由拉伸收紧,到舒缓放松过程中的感觉变化。

• 左右各做三遍。(视情况调整次数)

• 第三遍最后一个动作时,身体重心继续左移。

• 右脚回收成开步站立,与肩同宽,膝关节微屈。

• 同时,两掌分别由两侧下落,捧于腹前,指尖相对,掌心向上;目视前方。

打完一式后,将注意收回到自己腹部的呼吸上,感受此刻的呼吸。

逐渐将觉察由腹部扩展到全身,感受此刻身体的感觉。

第三式:调理脾胃须单举

【动作一】

• 接上式。两腿徐缓挺膝伸直。

• 同时,左掌上托,左臂外旋上穿经面前,随之臂内旋上举至头左上方,肘关节微屈,力达掌根,掌心向上,掌指向右。

• 同时,右掌微上托,随之臂内旋下按至右髋旁,肘关节微屈,力达掌根,掌心向下,掌指向前,动作略停;目视前方。

在拉伸上托下按过程中,觉察手臂肌肉的拉伸和胸部的舒展。

觉察左右上肢,一松一紧,上下对拉时的静力牵张。

【动作二】

• 松腰沉髋,身体重心缓缓下降;两腿膝关节微屈。

• 同时,左臂屈肘外旋,左掌经面前下落于腹前,掌心向上。

• 右臂外旋,右掌向上捧于腹前,两掌指尖相对,相距约 10 厘米,掌心向上;目视前方。

觉察左右上肢,一松一紧,上下对拉时的静力牵张。

• 左右各做 3 遍。

打完一式后;将注意力收回到自己腹部的呼吸上,感受此刻的呼吸。

逐渐将觉察由腹部扩展到全身,感受此刻身体的感觉。

第四式:五劳七伤往后瞧

【动作一】

• 接上式。两腿徐缓挺膝伸直。

• 同时,两臂伸直,掌心向后,指尖向下,目视前方。

头顶上提,肩向下沉。不要耸肩。

• 两臂充分外旋,掌心向外;头向左后转,动作略停;目视左斜后方。

旋头旋臂不旋体,保持胸部面向前方,身体中正。

在旋转过程中,感受腰部、脊柱两侧和脖颈肌肉的拉伸。

略停时,不要憋气,自然呼吸。将觉察放在身体拉伸最明显的部位。

【动作二】

• 松腰沉髋,身体重心缓缓下降。

• 两腿膝关节微屈。

• 同时,两臂内旋按于髋旁,掌心向下,指尖向前;目视前方。

身体回转时,感受刚刚拉伸部位肌肉由松到紧的过程。

• 左右各做三遍。

打完一式后,将注意力收回到自己腹部的呼吸上,感受此刻的呼吸。

逐渐将觉察由腹部扩展到全身,感受此刻身体的感觉。

第五式:摇头摆尾去心火

【动作一】

• 身体重心左移;右脚向右开步站立,两腿膝关节自然伸直。

• 同时,两掌上托与胸同高时,两臂内旋,两掌继续上托至头上方,肘关节微屈,掌心向上,指尖相对;目视前方。

动作微停,觉察手臂托至上方时肌肉的撑拉。不用憋气,觉察此刻的自然呼吸。息长知长,息短知短。

【动作二】

• 两腿徐缓屈膝半蹲成马步。

• 同时,两臂向两侧下落,两掌扶于膝关节上方。

觉察手臂缓缓下落时,肌肉由拉伸到放松的过程。

• 肘关节微屈,小指侧向前;目视前方。

【动作三】

• 身体重心向上稍升起,而后右移。

• 上体先向右倾,尾闾左摆,随之上体前俯,尾闾向后划弧;目视右前脚掌。

颈部肌肉尽量放松伸长。对身体重心的移动变化过程保持觉察。

【动作四】

- 身体重心左移。
- 同时，上体由右向前、向左旋转；目视右脚。

【动作五】

- 身体重心右移，成马步；同时，头向后摇，上体立起，随之下腭微收；目视前方。
- 本式一左一右为一遍，共做三遍。

本节动作较为复杂，难度较大，老年成员需注意动作幅度，不宜强求。实际带领时需要一边帮助成员熟悉动作要领，一边让成员注意遇到困难时的情绪反应和身体哪些部分感到紧张。

第六式：两手攀足固肾腰

本式动作结合了肾与膀胱相表里的原理，通过按摩膀胱经而起到增强肾功能的作用（崔建，2018）。从中医角度，"肾藏志"，肾中精气与人之记忆紧密相关，因此本节可从中医原理针对性地改善老年认知功能。在实际干预中可将本节重点练习。

【动作一】

- 两腿挺膝伸直站立。
- 同时，两掌指尖向前，两臂向前、向上举起，肘关节伸直，掌心向前；目视前方。

【动作二】

- 两臂外旋至掌心相对，屈肘，两掌下按于胸前，掌心向下，指尖相对；目视前方。动作稍停，双肩放松，觉察此刻的自然呼吸。

【动作三】

- 两臂外旋，两掌心向上，随之两掌掌指顺腋下向后插。

【动作四】

- 两掌心向内沿脊柱两侧向下摩运至臀部；随之上体前俯，两掌继续沿腿后向下摩运，经脚两侧置于脚面；抬头，动作略停；目视前下方。

摩运过程尽量放缓,感受双掌抚过脊柱两侧和腰部时手掌带给身体的温度。

- 本式一上一下为一遍,共做六遍。

第七式:攒拳怒目增气力

- 接上式。身体重心右移,左脚向左开步;两腿徐缓屈膝半蹲成马步。
- 同时,两掌握固,抱于腰侧,拳眼朝上;目视前方。

动作稍停,觉察此刻的呼吸。逐渐把呼吸带到全身,感受呼吸从上到下贯穿整个身体。

【动作一】

- 左拳缓慢用力向前冲出,与肩同高,拳眼朝上;瞪目,视左拳冲出方向。

觉察出拳、瞪目时的身体反应和情绪变化。

【动作二】

- 左臂内旋,左拳变掌,虎口朝下;目视左掌。
- 左臂外旋,肘关节微屈;同时,左掌向左缠绕,变掌心向上后握固;目视左拳。

觉察出拳、瞪目时的身体反应和情绪变化。

【动作三】

- 屈肘,回收左拳至腰侧,拳眼朝上;目视前方。
- 本式一左一右为一遍,共做三遍。
- 做完三遍后,身体重心右移,左脚回收成并步站立;同时,两拳变掌,自然垂于体侧;目视前方。

第八式:背后七颠百病消

- 两脚并步站立,两臂自然垂于体侧,身体中正,目视前方。
- 头向上顶起,随之两脚跟提起,略停;接着两脚跟下落,轻震地面。
- 本式一起一落为一遍,共做七遍。

本式动作上提时,须注意两腿并拢,脚趾抓地,并意想头顶被一根线向上提起,将头、颈、胸背、腰腹、胯、大腿小腿、脚跟逐节提拉,脚跟被尽量拉高。形成百会上领,收腹提肛,肩向下沉的上下对拉拔长态势(崔建,2018)。

八段锦收式

【第一步】

- 两臂内旋,向两侧摆起,与髋同高,掌心向后;目视前方。

【第二步】

• 两臂屈肘,两掌相叠置于丹田处(男性左手在内,女性右手在内);目视前方。

感受手掌与丹田处的感受,不用有任何期待,仅仅是觉察出现的任何体验。

【第三步】

• 两臂自然下落,两掌轻贴于腿外侧;目视前方。

自然呼吸,花一些时间探索此刻的呼吸和身体状态。

(停顿约 30 秒)

• 最后,搓手掌洗脸结束。

附录 B　常见老年心理与认知量表

B1　蒙特利尔认知评估基础量表(MoCA-B)

蒙特利尔认知评估基础量表中文版

Montreal Cognitive Assessment-Basic (MoCA-B) Chinese Version

姓名	
性别	年龄
教育年限	测试日期
检查者	

执行功能 得分

开始时间

(/1)

即刻回忆		梅花	萝卜	沙发	蓝色	筷子	不计分
即使第一次测试所有词语均能回忆，也需完成第二次测试。	第一次						
	第二次						

流畅性　在 1 分钟内尽可能多地说出水果的名字　N=＿＿＿个　(/2)

1-15 秒:	16-30 秒:	31-45 秒:	46-60 秒:	N≥13 计 2 分 N=8-12 计 1 分 N≤7 计 0 分

定向　[ ] 时间(±2 小时)　[ ] 星期几　[ ] 月份　[ ] 年份　[ ] 地点　[ ] 城市　(/6)

计算　用 1 元、5 元、10 元钱购买"**13 元**"的物品，说出 3 种付款方式。　(/3)
(说出 3 种正确付款方式计 3 分，2 种计 2 分，1 种计 1 分，未说出计 0 分)
正确方式: ① ② ③ ④　错误方式: ＿＿＿＿＿＿＿＿＿＿＿

抽象　下面的事物属于什么类别?　(例如: 香蕉-桔子=水果)　(/3)
[ ] 火车 - 轮船　[ ] 锣鼓 - 笛子　[ ] 北方 - 南方

延迟回忆	回忆时不提示	梅花	萝卜	沙发	蓝色	筷子	(/5)
未经提示下自由回忆正确的词计分 (每词 1 分)		[ ]	[ ]	[ ]	[ ]	[ ]	
	分类提示	[ ]	[ ]	[ ]	[ ]	[ ]	
	多选提示	[ ]	[ ]	[ ]	[ ]	[ ]	

视知觉 图片识别，时间 60 秒。图片见下页。	剪刀	T恤	香蕉	台灯	蜡烛	N=9-10 计 3 分 N=6-8 计 2 分 N=4-5计1分 N=0-3 计 0 分 (N=＿)	(/3)
	手表	杯子	叶子	钥匙	勺子		

命名　动物命名，图片见附录。　[ ] 斑马　[ ] 孔雀　[ ] 老虎　[ ] 蝴蝶　(/4)

注意　朗读圆形中的数字: 数列见下页　1 5 8 3 9 2 0 3 9 4 0 2 1 6 8 7 4 6 7 5　错误数＿N 错误数≤1 个计 1 分　(/1)

朗读圆形和正方形中的数字: 数列见下页　3 8 5 1 3 0 2 9 2 0 4 9 7 8 6 1 5 7 6 4　1 5 8 3 9 2 0 3 9 4 0 2 1 6 8 7 4 6 7 5　错误数＿N 错误数≤2 计 2 分 错误数=3 计 1 分 错误数≥4 计 0 分　(/2) 结束时间

总分 (/30)
受教育年限<4 年加 1 分，不要下再加 1 分
总时间　分　秒

（续）

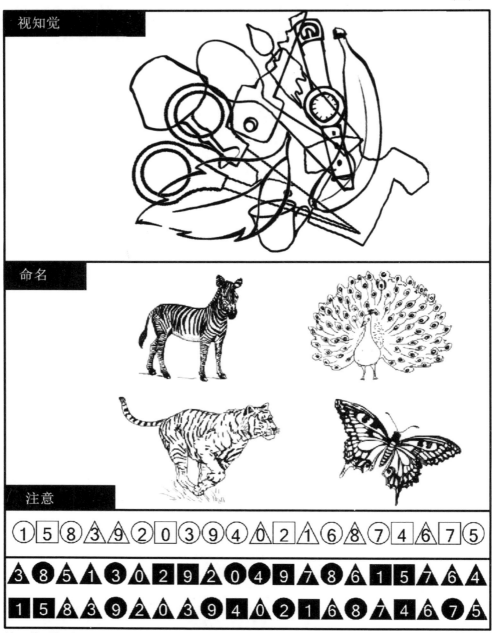

Adapted by: Qihao Guo MD　　　Copyright:　Z. Nasreddine MD　　　Chinese Version August 01, 2015

B2　简易精神状态评价量表(MMSE)

评分标准:每1项正确为1分,错误为0分。总分范围为0~30分,正常与不正常的分界值与教育程度有关,文盲(未受教育)组≤17分,小学(受教育年限≤6年)组≤20分,中学或以上(受教育年限>6年)组≤24分。分界值以下为有认知功能缺陷,以上为正常。

备注:评价项目6.重复:必须完全相同才算正确;

评价项目7.阅读:有闭眼睛的动作才给分;

评价项目10.绘图:图要有10个角和2条相交的直线。

评价项目		
1. 定向力:现在我要问您一些问题,多数都很简单,请您认真回答。	正确	错误
1) 现在是哪一年?	1□	0□
2) 现在是什么季节?	1□	0□
3) 现在是几月份?	1□	0□
4) 今天是几号?	1□	0□
5) 今天是星期几?	1□	0□
6) 这是什么城市(城市名)?	1□	0□
7) 这是什么区(城区名)?(如能回答出就诊医院在本地的哪个方位也可。如为外地患者,则可问患者家在当地的哪个方位)	1□	0□
8) 这是什么街道?(如为外地患者,则可问患者家在当地的哪个街道)	1□	0□
9) 这是第几层楼?	1□	0□
10) 这是什么地方?	1□	0□
2. 即刻记忆:现在我告诉您三种东西的名称,我说完后请您重复一遍(回答出的词语正确即可,顺序不要求)。	正确	错误
1) 回答出"皮球"	1□	0□
2) 回答出"国旗"	1□	0□
3) 回答出"树木"	1□	0□

评价项目		
3. 注意力和计算力:现在请您算一算,从 100 中减去 7,然后从所得的数算下去,请您将每减一个 7 后的答案告诉我,直到我说"停"为止〔依次减 5 次,减对几次给几分,如果前面减错,不影响后面评分,例如:100－7＝92(错,本次不得分),92－7＝85(对,本次得 1 分),85－7＝78(对,本次得 1 分),78－7＝71(对,本次得 1 分),71－7＝65(错,本次不得分),故本项共得分为 3 分〕。	正确	错误
1) 100－7＝93	1□	0□
2) 93－7＝86	1□	0□
3) 86－7＝79	1□	0□
4) 79－7＝72	1□	0□
5) 72－7＝65	1□	0□
4. 回忆:现在请您说出刚才我让您记住的是哪三种东西(回答出的词语正确即可,顺序不要求)。	正确	错误
1) 回答出"皮球"	1□	0□
2) 回答出"国旗"	1□	0□
3) 回答出"树木"	1□	0□
5. 命名:请问这是什么?	正确	错误
1) 回答出"手表"(回答出"表"就算对)	1□	0□
2) 回答出"铅笔"(回答出"笔"就算对)	1□	0□
6. 重复:请您跟我说。	正确	错误
说出"大家齐心协力拉紧绳"	1□	0□
7. 阅读:请您念一念这句话,并按这句话的意思去做(如患者为文盲,该项评为 0 分)。	正确	错误
请闭上您的眼睛	1□	0□
8. 3 步指令:我给您一张纸,请您按我说的去做。	正确	错误
1)患者右手拿起纸	1□	0□
2)患者将纸对折	1□	0□
3)患者将纸放在左腿上	1□	0□

评价项目		
9. 表达:请您写一个完整的句子(句子要有**主语**、**谓语**,能表达一定的意思)(如患者为文盲,该项评为 0 分)。	正确 1□	错误 0□
10. 绘图:请您照着这个样子把它画下来。	正确 1□	错误 0□

B3　主观认知下降问卷(SCD-Q9)

为了更好地反映您的主观认知情况,请你仔细阅读下列条目,根据您的实际情况进行回答。

1. 你认为自己记忆力有问题吗?	是	否	
2. 你回忆 3—5 天前的对话有困难吗?	是	否	
3. 你觉得自己近 2 年有记忆问题吗?	是	否	
4. 下列问题经常发生吗?(忘记对个人来说重要的日期,如生日等)	经常	偶尔	从未
5. 下列问题经常发生吗?(忘记常用号码)	经常	偶尔	从未
6. 总的来说,你是否容易忘记要做的事或要说的话?	是	否	
7. 下列问题经常发生吗?(到了商店忘记要买什么)	经常	偶尔	从未
8. 你认为自己的记忆力比 5 年前要差吗?	是	否	
9. 你认为自己越来越记不住东西放哪儿吗?	是	否	

B4　认知储备指数问卷(CRIq)

姓名:

编号	

一、CRI - 教育

教育年限：_____年　　　　　职业培训：_____年

二、CRI - 工作

工作分类	工作	时间(年)
低技术性劳力工作		
技术性劳力工作		
技术性非劳力工作		
专业性职业		
高责任性或高知识性职业		

三、CRI—休闲活动(五年为单位)

1. 每周频率的活动

活动	≤两次/周	≥三次/周	时间(年)
阅读报纸和杂志	□很少/从不	□经常/总是	
家务(做饭、打扫、购物等)	□很少/从不	□经常/总是	
驾车	□很少/从不	□经常/总是	
娱乐(运动、跳舞、象棋、麻将等)	□很少/从不	□经常/总是	
使用新技术(数码相机、电脑等)	□很少/从不	□经常/总是	

2. 每月频率的活动

活动	≤两次/月	≥三次/月	时间(年)
社交活动(会友、社区活动等)	□很少/从不	□经常/总是	
电影院、剧院	□很少/从不	□经常/总是	
园艺、手工、小手艺如针织等	□很少/从不	□经常/总是	
照顾孙子/侄子/年迈的父母	□很少/从不	□经常/总是	
志愿工作	□很少/从不	□经常/总是	
艺术活动(音乐、表演、绘画、写作等)	□很少/从不	□经常/总是	

3. 每年频率的活动

活动	≤两次/年	≥三次/年	时间(年)
展览会、音乐会、会议	□很少/从不	□经常/总是	
历时数天的旅行	□很少/从不	□经常/总是	
阅读书籍	□很少/从不	□经常/总是	

4. 固定频率的活动

孩子	□没有	□有	_____个
			时间(年)
照顾宠物	□很少/从不	□经常/总是	
管理活期账户	□很少/从不	□经常/总是	

B5　老年抑郁量表(GDS - 15)

此问卷用于评估您最近一周的心境状态,请选择最切合您一周来的感受的项目,在每条后回答"是"或"否"。

内容描述	是	否
您对自己的生活基本上满意吗?		
您是否放弃了很多以往的活动和爱好?		
您是否觉得自己生活不够充实?		
您是否常常感到心烦?		
您是否多数时候都感到精神好?		
您是否担心有不好的事情发生在自己身上?		
您是否多数时候都感到幸福?		
您是否常常感到无依无靠?		
您是否宁愿在家,也不愿去做自己不太熟悉的事情?		
您是否觉得自己的记忆力要比其他老年人差?		
您是否认为活到现在真是太好了?		
您是否觉得自己很没用?		
您是否感到精力充沛?		
您是否觉得自己的处境没有希望?		
您是否觉得多数人比自己富?		

B6　焦虑自评量表(SAS)

本量表用于评估您最近一周的焦虑症状。为了如实反映您的心理状况，请您根据实际情况进行填写。"1"为没有或很少时间，"2"为小部分时间，"3"为相当多时间，"4"为绝大部分时间。

条目	偶/无	有时	经常	总是
1. 我总是觉得容易紧张和着急。	1	2	3	4
2. 我无故觉得害怕。	1	2	3	4
3. 我老是心里烦乱或觉得惊恐。	1	2	3	4
4. 我觉得我可能将要发疯。	1	2	3	4
5. 我认为一切都很好，不会发生什么不幸。	1	2	3	4
6. 我手脚经常发抖打颤。	1	2	3	4
7. 我因为头痛、头颈痛和背痛而苦恼。	1	2	3	4
8. 我容易衰弱和疲乏。	1	2	3	4
9. 我觉得心平气和，并且极易安静坐着。	1	2	3	4
10. 我觉得心跳得快。	1	2	3	4
11. 我因为头晕而苦恼。	1	2	3	4
12. 我有晕倒发作或觉得要晕倒似的体验。	1	2	3	4
13. 我呼气和吸气都感到很顺畅。	1	2	3	4
14. 我手脚麻木和刺痛。	1	2	3	4
15. 我因为胃痛和消化不良而苦恼。	1	2	3	4
16. 我经常要小便。	1	2	3	4
17. 我的手经常是干燥温暖的。	1	2	3	4
18. 我脸红发热。	1	2	3	4
19. 我会很快入睡且睡得很好。	1	2	3	4
20. 我总是做噩梦。	1	2	3	4

B7　压力感知量表(PSS‐14)

本量表用于反映您过去一个月的生活压力情况。为了更好地反映您的心理状况,请仔细阅读下列条目,根据您近一个月的想法与感受,然后回答这些问题在多大程度上符合您,并选择与之程度相符的一项。

条目	从不	偶尔	有时	时常	总是
1. 因一些无法预期的事情发生而感到心烦意乱。	0	1	2	3	4
2. 感觉无法控制自己生活中重要的事情。	0	1	2	3	4
3. 感到紧张不安和压力。	0	1	2	3	4
4. 成功地处理恼人的生活麻烦。	0	1	2	3	4
5. 感到自己是有效地处理生活中所发生的重要改变。	0	1	2	3	4
6. 对于有能力处理自己私人的问题感到很有信心。	0	1	2	3	4
7. 感到事情顺心如意。	0	1	2	3	4
8. 发现自己无法处理所有自己必须做的事情。	0	1	2	3	4
9. 有办法控制生活中恼人的事情。	0	1	2	3	4
10. 常觉得自己是驾驭事情的主人。	0	1	2	3	4
11. 常生气,因为很多事情的发生是超出自己所能控制的。	0	1	2	3	4
12. 经常想到有些事情是自己必须完成的。	0	1	2	3	4
13. 常能掌握时间安排方式。	0	1	2	3	4
14. 常感到困难的事情堆积如山,而自己无法克服它们。	0	1	2	3	4

B8　世界卫生组织生存质量测定简表
(WHOQOL‐BREF)

以下问题涉及您对生活质量、健康或生活其他方面的看法。所有问题都请您按照自己的标准、愿望或自己的感觉来回答,注意所有问题都是您最近 4 周内的情况。

		很差	差	一般	好	很好
1.	您如何评价您的生活质量？	1	2	3	4	5
		非常不满意	不满意	一般	满意	很满意
2.	您对自己的健康状况满意吗？	1	2	3	4	5

下列问题是有关您在过去 4 周中经历某些事情的感觉。

		根本没有	有点	中等	很大	极其
3.	您因躯体疼痛而妨碍您去做需要做的事感到有多烦恼？	5	4	3	2	1
4.	您对保持日常生活的医学治疗的需求程度有多大？	5	4	3	2	1
5.	您觉得生活有乐趣吗？	1	2	3	4	5
6.	您觉得自己的生活有意义吗？	1	2	3	4	5
		根本不	有点	中等	很大	极其
7.	您能集中注意力吗？	1	2	3	4	5
8.	日常生活中您感觉安全吗？	1	2	3	4	5
9.	您的生活环境对健康好吗？	1	2	3	4	5

下列问题有关您在过去 4 周中做某些事情的能力。

		根本没有	有点	中等	多数有（能）	完全有（能）
10.	您有充沛的精力去应付日常生活吗？	1	2	3	4	5
11.	您认为自己的外形过得去吗？	1	2	3	4	5
12.	您有足够的钱来满足您的需要吗？	1	2	3	4	5
13.	在日常生活中,您需要的信息都能得到吗？	1	2	3	4	5
14.	您有机会进行休闲活动吗？	1	2	3	4	5
		很差	差	一般	好	很好
15.	您行动的能力如何？	1	2	3	4	5
		非常不满意	不满意	一般	满意	很满意
16.	您对自己的睡眠情况满意吗？	1	2	3	4	5
17.	您对自己做日常生活事情的能力满意吗？	1	2	3	4	5

		根本没有	有点	中等	多数有（能）	完全有（能）
18.	您对自己的工作能力满意吗？	1	2	3	4	5
19.	您对自己满意吗？	1	2	3	4	5
20.	您对自己的人际关系满意吗？	1	2	3	4	5
21.	您对自己的性生活满意吗？	1	2	3	4	5
22.	您对自己从朋友那里得到的支持满意吗？	1	2	3	4	5
23.	您对自己居住地的条件满意吗？	1	2	3	4	5
24.	您对您能享受到的卫生保健服务满意吗？	1	2	3	4	5
25.	您对自己的交通情况满意吗？	1	2	3	4	5

下列问题是关于您在过去 4 周中经历某些事情的频繁程度。

		从不	很少	有时	经常	总是
26.	您有消极感受吗？如情绪低落、绝望、焦虑、忧郁。	5	4	3	2	1

您需要对以上评估进行解释吗？

_____

_____

B9　匹茨堡睡眠质量指数量表（PSQI）

填表提示：以下的问题仅与您过去一个月的睡眠习惯有关。您应该对过去一个月中多数白天和晚上的睡眠情况作精确的回答，要回答所有的问题。

1. 过去一个月你通常上床睡觉的时间是？上床睡觉的时间是_____

2. 过去一个月你每晚通常要多长时间（分钟）才能入睡？多少分钟_____

3. 过去一个月你每天早上通常什么时候起床？起床时间_____

4. 过去一个月你每晚实际睡眠的时间有多少？每晚实际睡眠的时间_____

◆从以下每一个问题中选一个最符合你的情况作答，打"√"。

5. 过去一个月你是否因为以下问题而经常睡眠不好？

（A）不能在 30 分钟内入睡。

　　　过去一个月没有（　　　）　　　每周平均不足一个晚上（　　　）

　　　每周平均一或两个晚上（　　　）　　　每周平均三个或更多晚上（　　　）

(B) 在晚上睡眠中醒来或早醒。

　　过去一个月没有（　　　）　　　　每周平均不足一个晚上（　　　　）

　　每周平均一或两个晚上（　　　　）　每周平均三个或更多晚上（　　　　）

(C) 晚上有无起床去洗手间。

　　过去一个月没有（　　　）　　　　每周平均不足一个晚上（　　　　）

　　每周平均一或两个晚上（　　　　）　每周平均三个或更多晚上（　　　　）

(D) 不舒服的呼吸。

　　过去一个月没有（　　　）　　　　每周平均不足一个晚上（　　　　）

　　每周平均一或两个晚上（　　　　）　每周平均三个或更多晚上（　　　　）

(E) 大声咳嗽或打鼾声。

　　过去一个月没有（　　　）　　　　每周平均不足一个晚上（　　　　）

　　每周平均一或两个晚上（　　　　）　每周平均三个或更多晚上（　　　　）

(F) 感到寒冷。

　　过去一个月没有（　　　）　　　　每周平均不足一个晚上（　　　　）

　　每周平均一或两个晚上（　　　　）　每周平均三个或更多晚上（　　　　）

(G) 感到太热。

　　过去一个月没有（　　　）　　　　每周平均不足一个晚上（　　　　）

　　每周平均一或两个晚上（　　　　）　每周平均三个或更多晚上（　　　　）

(H) 做不好的梦。

　　过去一个月没有（　　　）　　　　每周平均不足一个晚上（　　　　）

　　每周平均一或两个晚上（　　　　）　每周平均三个或更多晚上（　　　　）

(I) 出现疼痛。

　　过去一个月没有（　　　）　　　　每周平均不足一个晚上（　　　　）

　　每周平均一或两个晚上（　　　　）　每周平均三个或更多晚上（　　　　）

(J) 其他原因,请描述：_____

　　过去一个月没有（　　　）　　　　每周平均不足一个晚上（　　　　）

　　每周平均一或两个晚上（　　　　）　每周平均三个或更多晚上（　　　　）

6. 你对过去一个月总睡眠质量评分。

　　非常好（　　　）　　　　　　　　尚好（　　　）

　　不好（　　　）　　　　　　　　　非常差（　　　）

7. 过去一个月你是否经常要服药(包括从以医生处方或者在外面药店购买)

才能入睡?

过去一个月没有(　　　　) 　　　　每周平均不足一个晚上(　　　　)

每周平均一或两个晚上(　　　) 　　每周平均三个或更多晚上(　　　　)

8. 过去一个月你在开车、吃饭或参加社会活动时难以保持清醒状态?

过去一个月没有(　　　　) 　　　　每周平均不足一个晚上(　　　　)

每周平均一或两个晚上(　　　) 　　每周平均三个或更多晚上(　　　　)

9. 过去一个月,你在积极完成事情上是否有困难?

没有困难(　　　　) 　　　　　　有一点困难(　　　　)

比较困难(　　　　) 　　　　　　非常困难(　　　　)

B10　正念五因素量表中文版(FFMQ)

请根据以下给予的等级来评定每句话。把最符合您真实情况的等级数字填在下列的每句话前面的空白处。

1	2	3	4	5
完全不符	较少符合	有些同意	非常符合	完全符合

状态描述	完全不符	较少符合	有些同意	非常符合	完全符合
1. 在行走时,我会有意关注身体部位在行进中的感觉。	①	②	③	④	⑤
2. 我擅长于用言语描述我的情感。	①	②	③	④	⑤
3. 我为自己有不理智的情绪或不合适的情绪而责备自己。	①	②	③	④	⑤
4. 我感受到了我的情绪和情感,但我不必对它们做出反应。	①	②	③	④	⑤
5. 在做事的时候,我经常走神,而且很容易被干扰。	①	②	③	④	⑤
6. 在洗澡时,我会留心于水淌过身体的感觉。	①	②	③	④	⑤

状态描述	完全不符	较少符合	有些同意	非常符合	完全符合
7. 我能清晰表达自己的信念、观点以及期望。	①	②	③	④	⑤
8. 我没有注意到我在做什么事情,这是因为我在做白日梦,在担忧或分心于外界。	①	②	③	④	⑤
9. 我观察自己的情绪,而不迷失其中。	①	②	③	④	⑤
10. 我告诉自己,我不应该以我现在的这种方式来感受此时的情感。	①	②	③	④	⑤
11. 我留意到食物和饮料是如何影响着我的想法、身体的感觉和情绪的。	①	②	③	④	⑤
12. 我难以找到词语来表达我的所思所想。	①	②	③	④	⑤
13. 我很容易分心。	①	②	③	④	⑤
14. 我认为我的一些想法是异常的、不好的;我不应该那样想。	①	②	③	④	⑤
15. 我会注意我的一些感觉,比如:微风吹拂我的头发、阳光照在我的脸上的感觉。	①	②	③	④	⑤
16. 我很难用合适的言语来表达我对事物的感受。	①	②	③	④	⑤
17. 我会评判自己的想法是好的或是坏的。	①	②	③	④	⑤
18. 我难以把注意力集中在当前发生的事情上。	①	②	③	④	⑤

状态描述	完全不符	较少符合	有些同意	非常符合	完全符合
19. 当我有悲伤的想法或景象时,我会"退一步",并去觉知那些想法或景象的存在,而不被其所控制。	①	②	③	④	⑤
20. 我会注意一些声音,比如:时钟的滴答声、小鸟的叽喳声或者汽车穿梭的声音。	①	②	③	④	⑤
21. 在困难的情境下,我会暂停一下,不马上做出反应。	①	②	③	④	⑤
22. 当我身体有某种感觉时,我很难找到合适的词语来描述它。	①	②	③	④	⑤
23. 我好像是自动地在做一些事情,并没有完全意识到它。	①	②	③	④	⑤
24. 通常,当我有令人伤感的想法或者景象时,我能很快恢复平静。	①	②	③	④	⑤
25. 我告诉我自己,我不应该思考我此刻正思考的东西。	①	②	③	④	⑤
26. 我闻到了周围一些东西的气味或者芳香。	①	②	③	④	⑤
27. 即便是我感到非常不安时,我也能找到词语来表达它。	①	②	③	④	⑤
28. 我草草地做完一些事情,而没有真正地集中注意力在其上。	①	②	③	④	⑤
29. 当陷入令人烦恼的情绪或情境中,我能做到只是去注意它们,而不做出相应反应。	①	②	③	④	⑤

状态描述	完全不符	较少符合	有些同意	非常符合	完全符合
30. 我想有些情绪是不对的或者是不合时宜的，我不应该体验到它们。	①	②	③	④	⑤
31. 我注意到了艺术品和自然界中事物的一些视觉元素，如：颜色、形状、纹理，还有光和影子。	①	②	③	④	⑤
32. 我总是倾向于用词语来描述我的体验。	①	②	③	④	⑤
33. 当我有令人痛苦的想法或景象时，我通常只是去注意它们，顺其自然。	①	②	③	④	⑤
34. 我总是自动地工作或完成某项任务，而没有意识到我在做什么。	①	②	③	④	⑤
35. 通常当我有些令人困扰的想法或者景象时，我会根据我当时所想的内容或者脑海中出现的景象来判断自己是对还是错。	①	②	③	④	⑤
36. 我会去注意，我的情绪是如何影响我的想法和行为的。	①	②	③	④	⑤
37. 我通常能够非常详细地描述出我此刻的感觉。	①	②	③	④	⑤
38. 我发现自己做事情的时候，不专心在所做的事情上。	①	②	③	④	⑤
39. 当不理智的想法出现时，我会自我否决。	①	②	③	④	⑤

参考文献

包祖晓，2015. 与自己和解：用禅的智慧治疗神经症[M]. 北京：华夏出版社.

曾云贵，周小青，王安利，等，2005. 健身气功·八段锦锻炼对中老年人身体形态和生理机能影响的研究[J]. 北京体育大学学报(09)：1207-1209. https://doi.org/10.19582/j.cnki.11-3785/g8.2005.09.021

常国胜，倪居，张瑞星，等，2016. 暗示疗法与认知行为疗法在老年躯体形式疼痛障碍患者中的效果比较[J]. 中国老年学杂志，36(20)：5110-5112.

常瑜，郝正玮，郭霞，等，2017. 正念行为训练对离退休综合征中老年人应对方式及生命质量的影响[J]. 中国老年学杂志，37(06)：1513-1515.

陈新国，张芳，徐理，2014. 老年孤独心理问题及其防治对策探究[J/OL]. 心理技术与应用(03)：37-40. https://doi.org/10/gn22s3

程祝强，朱红梅，金毅，2018. 躯体形式疼痛障碍与伴疼痛症状的抑郁障碍病例报道及分析[J]. 国际麻醉学与复苏杂志，39(09)：852-854.

崔建，2018. 健身气功·八段锦精要理法阐微[M]. 北京：人民体育出版社.

德宝法师，2009. 八正道[M]. 海口：海南出版社.

董香丽，孙伟铭，袁也丰，等，2017. 接受式音乐疗法改善社区老年人抑郁情绪的效果[J]. 中国老年学杂志，37(07)：1752-1753.

董永海，毛向群，刘磊，等，2014. 中国老年期痴呆患病率 Meta 分析[J]. 中国公共卫生，30(04)：512-515.

高弈宁，张少伟，李霞，2021. 正念练习应用于老年人认知功能干预的研究进展[J]. 实用老年医学，35(08)：866-870.

国家体育总局健身气功管理中心，2003. 健身气功·八段锦[M]. 北京：人民体育出版社.

国家统计局，2020. 张毅：人口总量增速放缓 城镇化水平继续提升[R/OL]. http://www.stats.gov.cn/tjsj/zxfb/202001/t20200119_1723767.html

韩君，王君俏，王悦，等，2021. 社区高龄老年人抑郁与社区融合度的相关性[J]. 护理研究，35(07)：1145-1150.

韩悦，石婷婷，2021. 济南市老年人社会隔离与睡眠质量及其交互作用对抑郁的影响[J].

现代预防医学，48(03)：511 - 514，519.

郝元涛，方积乾，2000. 世界卫生组织生存质量测定量表中文版介绍及其使用说明[J]. 现代康复(08)：1127 - 1129，1145.

郝元涛，方积乾，2003. 生存质量测定量表等价性评价研究[J]. 中国行为医学科学(03)：98 - 100.

郝元涛，方积乾，2006. WHO 生存质量评估简表的等价性评价[J]. 中国心理卫生杂志(02)：71 - 75.

何燕，余林，闫志民，等，2015. 认知储备的测量及其在认知老化中的应用[J]. 心理科学进展，23(03)：430 - 438.

贺淇，王海英，2020. 冥想对注意能力的影响[J/OL]. 心理科学进展，28(02)：284 - 293. https://kns. cnki. net/kcms/detail/11. 4766. R. 20200220. 1651. 017. html

胡蕊，王华丽，于鲁璐，等，2013. 河北省城市社区老年人睡眠障碍的现况调查[J]. 中国心理卫生杂志，27(05)：369 - 373.

胡伟，孙丽丽，朱锋利，等，2021. 阜阳市老年人不同睡眠障碍与抑郁情绪的相关性研究[J]. 实用预防医学，28(09)：1130 - 1132.

贾卫，马秋平，杨旭，等，2019. 八段锦对轻度认知障碍患者干预效果的 Meta 分析[J]. 中西医结合护理(中英文)，5(10)：6 - 11.

李逢战，王大华，李晓彤，等，2014. 中国老年心理学研究文献计量学[J]. 中国老年学杂志，34(14)：3912 - 3914.

李孟潮，2010a. 参与观察者：投射-认同中的治疗师立场[OL]. https://www. psychspace. com/psych/viewnews - 2073

李孟潮，2010b. 谈谈正念和治疗师处理投射认同的能力以及其它[OL]. https://www. psychspace. com/psych/viewnews - 1953

李舜伟，2006. 认知功能障碍的诊断与治疗[J]. 中国神经精神疾病杂志(02)：189 - 191.

李霞，2021. 社区老年人认知障碍诊断与干预[M]. 上海：上海科技教育出版社.

林秋，2010. 八段锦与中医养生[J]. 福建中医学院学报，20(03)：55 - 56. https://doi. org/10. 13261/j. cnki. jfutcm. 002335

刘颂，2014. 近 10 年我国老年心理研究综述[J/OL]. 人口与社会，30(01)：44 - 48. https://doi. org/10/gn3t9q

刘甜芳，杨莉萍，2019. 中国老年心理问题的现状、原因及社区干预[J]. 中国老年学杂志，39(24)：6131 - 6136.

刘威，王鲜，高文会，等，2021. 深圳市老年人群睡眠状况与认知功能关联研究[J]. 华南预防医学，47(08)：959 - 963.

刘文艳，吴炜炜，2020. 老年睡眠障碍与衰弱的相关性研究进展[J]. 中国康复理论与实践，

26(12)：1435－1438.

刘贤臣，唐茂芹，陈琨，等，1995. 焦虑自评量表的因子分析[J]. 山东医科大学学报(04)：303－306.

刘晓伟，赵幸福，程灶火，2021. 阿尔茨海默病概念变迁、患病率及诊疗进展[J/OL]. 中国临床心理学杂志，29(06)：1251－1255，1265. https://doi.org/10.16128/j.cnki.1005-3611.2021.06.026

刘远立，2018. 中国老年健康研究报告 2018[M]. 北京：社会科学文献出版社.

刘远立，2021. 中国老年健康研究报告(2020～2021)[M]. 北京：社会科学文献出版社.

卢启冉，王利凯，邓蕊，2021. 睡眠障碍的发生机制及其治疗研究进展[J]. 山西中医药大学学报，22(04)：291－297. https://doi.org/10/gn23nj

毛椿平，黄劲柏，杨涛，2017. 躯体形式疼痛障碍患者脑灰质体积变化及其与 NRS 评分的关系[J]. 山东医药，57(27)：5－8.

毛丹，房芳，2018. 冥想干预对老年阿尔茨海默病病人认知功能障碍的影响研究[J/OL]. 护理研究，32(09)：1382－1386. https://kns.cnki.net/kcms/detail/14.1272.R.20180522.0909.028.html

美国精神医学学会，2015. 精神暲碍诊断与统计手册(5 版). 张道龙，等，译. 北京：北京大学出版社.

彭彦琴，2018. 慈悲喜舍——慈心禅与心身健康[J]. 南京师大学报(社会科学版)(03)：120－129.

彭焱，李薇，黄燕，等，2021. 伴发焦虑抑郁症状的老年糖尿病患者意义感研究[J]. 中国健康心理学杂志，1－8.

邱扶东，2001. 上海老年人焦虑及其影响因素研究[J/OL]. 心理科学(05)：627－628. https://doi.org/10/gn2zfm

饶顺曾，陈碧霞，周治荣，等，2002. 社区老年人焦虑、抑郁状况的调查[J]. 上海精神医学(02)：77－79.

荣健，戈艳红，孟娜娜，等，2020. 2010～2019 年中国老年人抑郁症患病率的 Meta 分析[J]. 中国循证医学杂志，20(01)：26－31.

申景进，陈向一，赖平妹，等，2014. 持续躯体形式疼痛障碍临床症状与述情障碍的关系[J/OL]. 中国健康心理学杂志，22(07)：990－992. https://doi.org/10/gn3gvs

世界阿尔茨海默病报告，2015. The global impact of dementia：An analysis of prevalence，incidence，cost and trends[R/OL]. https://www.alzint.org/u/WorldAlzheimerReport2015.pdf

宋天竺三藏求那跋陀罗译. 杂阿含经·卷第十七. https://deerpark.app/reader/T0099/17

孙新宇，况伟宏，王华丽，2017. 老年期抑郁障碍诊疗专家共识[J]. 中华精神科杂志，50(05)：329－334.

坛经，2010. 北京：中华书局.

唐诗，刘蕊，秦宇，等，2021. 睡眠障碍与阿尔茨海默病的研究进展[J]. 中国神经免疫学和神经病学杂志，28(06)：479 - 483.

汪芬，黄宇霞，2011. 正念的心理和脑机制[J]. 心理科学进展，19(11)：1635 - 1644.

王大华，王玉龙，2013. 老年心理病学[M]. 北京：中央广播电视大学出版社.

王惠利，李黎，1995. 老年孤独症心理状态分析[J/OL]. 健康心理学(02)：56 - 57. https://doi.org/10/gn22s2

位新建，2012. 浅析社区心理服务在应对老年心理危机中的作用[J]. 法制与经济(中旬)(07)：119 - 120.

魏翠柏，田金洲，贾建平，2005. 老年痴呆中医病因病机理论的认识与思考[J]. 中华中医药杂志(08)：496 - 498.

吴捷，程诚，2011. 城市低龄老年人的需要满足状况、社会支持和心理健康的关系研究[J/OL]. 心理科学，34(05)：1130 - 1136. https://doi.org/10.16719/j.cnki.1671 - 6981.2011.05.031

吴静涵，董恺奕，郭立哲，等，2022. 老年人群睡眠障碍与心血管健康关系的研究进展[J/OL]. 中南医学科学杂志，50(01)：137 - 140. https://doi.org/10/gn23nh

吴文源，骆艳丽，李春波，等，2003. 持续的躯体形式疼痛障碍患者抑郁症状的特征及治疗[J]. 中国心理卫生杂志(03)：147 - 149.

吴晓军，陈新云，蒋小晶，等，2021. 成都市老年人睡眠质量及其影响因素[J]. 中国老年学杂志，41(01)：189 - 191.

徐钧，2018. 当弗洛伊德遇到佛陀——心理治疗师对话佛学智慧[M]. 上海：上海社会科学院出版社.

杨桂凤，吴宁勃，王娜，等，2008. 秦皇岛市社区老年人抑郁、焦虑状况调查及相关因素分析[J]. 老年医学与保健(03)：181 - 182，192.

杨静，严祥，秦湘鑫，2012. 老年住院患者孤独及其与抑郁、焦虑情绪的相关研究[J]. 心理与行为研究，10(03)：172 - 176.

杨婷，汪敬轩，谢志豪，等，2021. 中国老年居民抑郁症状现状及其影响因素分析[J]. 现代预防医学，48(19)：3461 - 3465，3599.

杨莹，2019. 老年慢性病患者常见的心理问题及护理措施[J/OL]. 中国疗养医学，28(05)：491 - 493. https://doi.org/10/gn3t9r

杨源，刘光旭，陈超，等，2021. 北京市科研院所离退休老年人睡眠质量影响因素调查分析[J]. 实用预防医学，28(08)：961 - 964.

杨志寅，2015. 抑郁症诊疗研究[J]. 中华行为医学与脑科学杂志，24(04)：289 - 291.

余媚，严由伟，林荣茂，等，2012. 正念减压疗法的神经机制及应用研究述评[J/OL]. 福建师范大学学报(哲学社会科学版)(06):209 - 216. https://kns. cnki. net/kcms/detail/35. 1016. C. 20121116. 1707. 005. html

俞婷婷,俞晓莲,曾林森,等,2014. 八段锦对糖尿病患者干预效果的系统评价[J]. 中国循证医学杂志,14(03):341 - 348.

张秀敏,李为群,刘莹圆,2017. 社区老年人主观幸福感现状及影响因素分析[J/OL]. 人口学刊,39(03):88 - 96. https://doi. org/10. 16405/j. cnki. 1004 - 129X. 2017. 03. 008

张颖,寇京莉,李耘,2018. 老年人焦虑与抑郁不良情绪影响因素[J/OL]. 职业与健康,34(02):285 - 288. https://doi. org/10. 13329/j. cnki. zyyjk. 2018. 0078

张玉莲,李强,林翠茹,等,2017. 轻度阿尔茨海默病患者认知功能与日常生活能力临床特点及相关性[J]. 中国老年学杂志,37(20):5149 - 5151.

周路路,陆媛,刘亚林,等,2021. 轻度认知障碍非药物治疗研究进展[J]. 中国全科医学,24(31):4027 - 4031.

Abraha, I, Rimland, J M, et al. , 2017. Systematic review of systematic reviews of non-pharmacological interventions to treat behavioural disturbances in older patients with dementia. The SENATOR-OnTop series[J/OL]. BMJ open, 7(3):e012759-e012759. https://doi. org/10. 1136/bmjopen-2016-012759

Aggs C, Bambling M, 2010. Teaching mindfulness to psychotherapists in clinical practice: The Mindful Therapy Programme[J/OL]. Counselling and Psychotherapy Research, 10(4): 278 -286. https://doi. org/10. 1080/14733145. 2010. 485690

Aguirre, 2017. Mindfulness-Based Cognitive Therapy (MBCT) programme for depression in people with early stages of dementia: study protocol for a randomised controlled feasibility study [J/OL]. 3(1):1 - 7. https://doi. org/10. 1186/s40814-017 - 0143-x

Aguirre E, Hoare Z, Streater A, et al. , 2013. Cognitive stimulation therapy (CST) for people with dementia—who benefits most? [J]International journal of geriatric psychiatry, 28 (3):284 - 290.

Aguirre E, Stott J, Charlesworth G, et al. , 2017. Mindfulness-Based Cognitive Therapy (MBCT) programme for depression in people with early stages of dementia: study protocol for a randomised controlled feasibility study[J/OL]. Pilot Feasibility Stud, 3, 28. https://doi. org/ 10. 1186/s40814-017 - 0143-x

Arch J J, Craske M G, 2006. Mechanisms of mindfulness: Emotion regulation following a focused breathing induction[J]. Behaviour research and therapy, 44(12):1849 - 1858.

Asghar A, Iqbal N, 2021. Relationship between Social Connectedness, Loneliness, Interpersonal Support and Hopelessness among Adults[J]. Journal of Behavioural Sciences, 31 (2).

Baer R A，Smith G T，Hopkins J，et al.，2006. Using Self-Report Assessment Methods to Explore Facets of Mindfulness[J/OL]. Assessment，13(1)：27 - 45. https：//doi. org/10. 1177/1073191105283504

Baltes M M，1995. Dependency in old age：Gains and losses[J]. Current directions in psychological science，4(1)：14 - 19.

Banisi P，2019. The effectiveness of positivism training on subjective well-being，positive meta-emotion and self-management ability in the elderly women[J]. Aging Psychology，5(3)：217 - 227.

Barkay A，Tabak N，2002. Elderly residents' participation and autonomy within a geriatric ward in a public institution[J/OL]. International Journal of Nursing Practice，8(4)：198 - 209. https：//doi. org/https：//doi. org/10. 1046/j. 1440-172X. 2002. 00363. x

Barnes D E，Santos-Modesitt W，Poelke G，et al.，2013. The Mental Activity and eXercise (MAX) Trial A Randomized Controlled Trial to Enhance Cognitive Function in Older Adults[J/OL]. Jama Internal Medicine，173(9)：797 - 804. https：//doi. org/10/f42mzd

Berk L，Hotterbeekx R，van Os J，et al.，2018. Mindfulness-based stress reduction in middle-aged and older adults with memory complaints：a mixed-methods study[J]. Aging & mental health，22(9)：1113 - 1120.

Bester E，Naidoo P，Botha A，2016. The role of mindfulness in the relationship between life satisfaction and spiritual wellbeing amongst the elderly[J]. Social Work，52(2)：245 - 266.

Bibeau M，Dionne F，Leblanc J，2016. Can compassion meditation contribute to the development of psychotherapists' empathy? A review[J]. Mindfulness，7(1)：255 - 263.

Blazer D G，Hybels C F，Pieper C F，2001. The association of depression and mortality in elderly persons：A case for multiple，independent pathways [J/OL]. The Journals of Gerontology：Series A：Biological Sciences and Medical Sciences，56 (8)：M505 - M509. https：//doi. org/10/ffxd6b

Bluth K，Eisenlohr-Moul T A，2017. Response to a mindful self-compassion intervention in teens：A within-person association of mindfulness，self-compassion，and emotional well-being outcomes[J]. Journal of Adolescence，57：108 - 118.

Bowen S，Chawla N，Collins S E，et al.，2009. Mindfulness-based relapse prevention for substance use disorders：A pilot efficacy trial[J]. Substance abuse，30(4)：295 - 305.

Brewer J A，Worhunsky P D，2011. Meditation experience is associated with differences in default mode network activity and connectivity[J/OL]. National Acad Sciences. https：//doi. org/10. 1073/pnas. 1112029108/-/DCSupplemental

Brewer J A，Worhunsky P D，Gray J R，et al.，2011. Meditation experience is associated with differences in default mode network activity and connectivity[J]. Proceedings of the National Academy of Sciences, 108(50): 20254 – 20259.

Brown L, Huffman J C, Bryant C, 2019. Self-compassionate aging: A systematic review [J]. The Gerontologist, 59(4): 311 – 324.

Bruce N G, Manber R, Shapiro S L, et al., 2010. Psychotherapist mindfulness and the psychotherapy process[J]. Psychotherapy: Theory, Research, Practice, Training, 47(1), 83.

Buiza C, Etxeberria I, Galdona N, et al., 2008. A randomized, two - year study of the efficacy of cognitive intervention on elderly people: the Donostia Longitudinal Study[J]. International Journal of Geriatric Psychiatry: A journal of the psychiatry of late life and allied sciences, 23(1): 85 – 94.

Buschert V, Bokde A L, Hampel H, 2010. Cognitive intervention in Alzheimer disease[J]. Nature Reviews Neurology, 6(9): 508 – 517.

Buysse D J, Reynolds III C F, Monk T H, et al., 1989. The Pittsburgh Sleep Quality Index: a new instrument for psychiatric practice and research[J]. Psychiatry research, 28(2): 193 – 213.

Castilho P, Pinto-Gouveia J, Duarte J, 2015. Exploring Self-criticism: Confirmatory Factor Analysis of the FSCRS in Clinical and Nonclinical Samples [J/OL]. Clinical Psychology & Psychotherapy, 22(2): 153 – 164. https://doi.org/https://doi.org/10.1002/cpp.1881

Cavusoglu C, Ileri I, Tuna Dogrul R, et al., 2020. Relationship between psychological pain and death anxiety with comprehensive geriatric assessment in older adults[J/OL]. Geriatrics & Gerontology International, 20(11): 1056 – 1060. https://doi.org/https://doi.org/10.1111/ggi.14045

Chambers R, Gullone E, Allen N B, 2009. Mindful emotion regulation: An integrative review[J]. Clinical Psychology Review, 29(6): 560 – 572.

Chan J, Clarke A C, Behavior L R, 2017. A mindfulness program manual for people with dementia [J/OL]. Journals. sagepub. com, 41 (6), 764 – 787. https://doi. org/10. 1177/0145445517715872

Chang V Y, Palesh O, Caldwell R, et al., 2004. The effects of a mindfulness-based stress reduction program on stress, mindfulness self-efficacy and positive states of mind[J/OL]. Stress and Health, 20(3), 141 – 147. https://doi.org/https://doi.org/10.1002/smi.1011

Chen K L, Xu Y, Chu A Q, et al., 2016. Validation of the Chinese Version of Montreal Cognitive Assessment Basic for Screening Mild Cognitive Impairment[J/OL]. J Am Geriatr Soc, 64(12), e285 – e290. https://doi.org/10.1111/jgs.14530

Chételat G, Mézenge F, Tomadesso C, et al., 2017. Reduced age-associated brain changes in expert meditators：a multimodal neuroimaging pilot study[J]. Scientific Reports，7(1)：1 –11.

Chetelat G，Mezenge F，Tomadesso C，et al.，2017. Reduced age-associated brain changes in expert meditators：a multimodal neuroimaging pilot study[J/OL]. Scientific Reports，7，10160. https：//doi. org/10/gbwnkn

Chiesa A，Malinowski P，2011. Mindfulness - based approaches：Are they all the same? [J] Journal of clinical psychology，67(4)：404 – 424.

Chiesa A，Serretti A，2011. Mindfulness-based interventions for chronic pain：a systematic review of the evidence[J]. The Journal of Alternative and Complementary Medicine，17(1)，83 – 93.

Christopher J C，Maris J A，2010. Integrating mindfulness as self-care into counselling and psychotherapy training[J/OL]. Counselling and Psychotherapy Research，10(2)，114 – 125. https：//doi. org/10. 1080/14733141003750285

Christopher K Germer，R D S，2017. 心理治疗中的智慧与慈悲[M]. 朱一峰，译. 北京：中国轻工业出版社.

Churcher Clarke A，Chan J M Y，Stott J，et al.，2017. An adapted mindfulness intervention for people with dementia in care homes：feasibility pilot study[J/OL]. Int J Geriatr Psychiatry，32(12)，e123 – e131. https：//doi. org/10. 1002/gps. 4669

Cohen S，Kamarck T，Mermelstein R，1983. A global measure of perceived stress[J/OL]. Journal of Health and Social Behavior，24(4)：385 – 396. https：//doi. org/10. 2307/2136404

Colzato L S，Sellaro R，Samara I，et al.，2015. Meditation-induced states predict attentional control over time[J]. Consciousness and cognition，37，57 – 62.

Cooper D，Yap K，O'Brien M，et al.，2020. Mindfulness and Empathy Among Counseling and Psychotherapy Professionals：A Systematic Review and Meta-analysis[J]. Mindfulness，11，2243 – 2257.

Creswell J D，Irwin M R，Burklund L J，et al.，2012. Mindfulness-based stress reduction training reduces loneliness and pro-inflammatory gene expression in older adults：a small randomized controlled trial[J]. Brain，behavior，and immunity，26(7)，1095 – 1101.

Creswell J D，Taren A A，Lindsay E K，et al.，2016. Alterations in resting-state functional connectivity link mindfulness meditation with reduced interleukin-6：a randomized controlled trial [J]. Biological psychiatry，80(1)，53 – 61.

Dahl C J，Lutz A，Davidson R J，2015. Reconstructing and deconstructing the self：cognitive mechanisms in meditation practice[J]. Trends in cognitive sciences，19(9)，515 – 523.

Davis D M，Hayes J A，2011. What are the benefits of mindfulness? A practice review of psychotherapy-related research[J/OL]. Psychotherapy，48(2)，198 – 208. https：//doi. org/10.

1037/a0022062

Deng Y Q, Liu X H, Rodriguez M A, et al., 2011. The Five Facet Mindfulness Questionnaire: Psychometric properties of the Chinese version[J/OL]. Mindfulness, 2(2), 123 – 128. https://doi. org/10. 1007/s12671-011 – 0050-9

Diener E, Chan M Y, 2011. Happy people live longer: Subjective well - being contributes to health and longevity[J]. Applied Psychology: Health and Well - Being, 3(1), 1 – 43.

Diniz B S, Reynolds C F, Butters M A, et al., 2014. The Effect of Gender, Age, and Symptom Severity in Late-Life Depression on the Risk of All-Cause Mortality: The Bambui Cohort Study of Aging[J/OL]. Depression and Anxiety, 31(9), 787 – 795. https://doi. org/10/ f69r7z

Douglas S, James I, Ballard C, 2004. Non-pharmacological interventions in dementia[J/OL]. Advances in Psychiatric Treatment, 10(3), 171 – 177. https://doi. org/10. 1192/apt. 10. 3. 171

Emerson K, Boggero I, Ostir G, et al., 2018. Pain as a Risk Factor for Loneliness Among Older Adults[J/OL]. Journal of Aging and Health, 30(9), 1450 – 1461. https://doi. org/ 10/gn23fg

Etemadi A, Mohammadkhani S, Moradi A, et al., 2019. The Effect of Loving-Kindness Meditation on Executive Functions and Psychological Well-being in Elderlies[J]. Community Health Journal, 13(3), 52 – 63.

Fam J, Sun Y, Qi P, et al., 2020. Mindfulness practice alters brain connectivity in community - living elders with mild cognitive impairment [J]. Psychiatry and clinical neurosciences, 74(4), 257 – 262.

Farb N A, Segal Z V, Anderson A K, 2013. Mindfulness meditation training alters cortical representations of interoceptive attention[J]. Social cognitive and affective neuroscience, 8(1), 15 – 26.

Fernández - Ballesteros R, 2002. Social support and quality of life among older people in Spain[J]. Journal of Social Issues, 58(4), 645 – 659.

Folstein M F, Robins L N, Helzer J E, 1983. The mini-mental state examination[J]. Archives of general psychiatry, 40(7), 812 – 812.

Fotuhi M, Lubinski B, Trullinger M, 2016. A personalized 12-week "Brain Fitness Program" for improving cognitive function and increasing the volume of hippocampus in elderly with mild cognitive impairement[J]. The journal of prevention of Alzheimer's disease, 3(3), 133 –137.

Fountain-Zaragoza S, Londerée A, Whitmoyer P, et al., 2016. Dispositional mindfulness and the wandering mind：implications for attentional control in older adults[J]. Consciousness and cognition，44，193－204.

Fountain-Zaragoza S，Prakash R S，2017. Mindfulness training for healthy aging：Impact on attention，well-being and inflammation[J]. Frontiers in aging neuroscience，9，11.

Fredrickson B L，Cohn M A，Coffey K A，et al. ，2008. Open hearts build lives：positive emotions，induced through loving-kindness meditation，build consequential personal resources [J]. Journal of personality and social psychology，95(5)，1045.

Frost R，Bauernfreund Y，Walters K，2019. Non-pharmacological interventions for depression/anxiety in older adults with physical comorbidities affecting functioning：systematic review and meta-analysis[J]. International Psychogeriatrics，31(8)，1121－1136.

Fry P S，1984. Cognitive Training and Cognitive-Behavioral Variables in the Treatment of Depression in the Elderly[J/OL]. Clinical Gerontologist，3(1)，25－45. https：//doi. org/10. 1300/J018v03n01_04

Gagliese L，Melzack R，1997. Chronic pain in elderly people[J]. Pain，70(1)，3－14.

Gakou S，Torne Celer A，Ostermeyer M，et al. ，2019. Old age psychiatry：Autonomy，an issue for advanced practice nursing[J/OL]. Gérontologie et société，41 / 159(2)，101－115. https：//www. cairn-int. info/article-E_GS1_159_0101－－. htm

https：//www. cairn-int. info/load_pdf. php? ID_ARTICLE＝E_GS1_159_0101

Gallagher D，Kiss A，Lanctot K L，et al. ，2018. Toward Prevention of Mild Cognitive Impairment in Older Adults With Depression[J/OL]. The Journal of clinical psychiatry，80(1). https：//doi. org/10. 4088/jcp. 18m12331

Gallant S N，2016. Mindfulness meditation practice and executive functioning：Breaking down the benefit[J]. Consciousness and cognition，40，116－130.

Gallegos A M，Hoerger M，Talbot N L，et al. ，2013. Toward identifying the effects of the specific components of mindfulness-based stress reduction on biologic and emotional outcomes among older adults[J]. The Journal of Alternative and Complementary Medicine，19(10)，787－792.

Gencarelli A，Sorrell A，Everhart C M，et al. ，2021. Behavioral and exercise interventions for sleep dysfunction in the elderly：a brief review and future directions[J]. Sleep and Breathing，1－8.

Gifford K A，Liu D，Romano R，et al. ，2015. Development of a subjective cognitive decline questionnaire using item response theory：a pilot study[J/OL]. Alzheimers Dement (Amst)，1 (4)，429－439. https：//doi. org/10. 1016/j. dadm. 2015. 09. 004

Gockel A，Cain T，Malove S，et al. ，2013. Mindfulness as clinical training：Student perspectives on the utility of mindfulness training in fostering clinical intervention skills[J]. Journal of Religion & Spirituality in Social Work: Social Thought, 32(1), 36 – 59.

Gök Ugur H, Yaman Aktaş Y, Orak O S, et al., 2017. The effect of music therapy on depression and physiological parameters in elderly people living in a Turkish nursing home: a randomized-controlled trial[J]. Aging & mental health, 21(12), 1280 – 1286.

Goldberg S B, Tucker R P, Greene P A, et al., 2018. Mindfulness-based interventions for psychiatric disorders: A systematic review and meta-analysis[J]. Clinical Psychology Review, 59, 52 – 60.

Goodwin H, Yiend J, Hirsch C R, 2017. Generalized Anxiety Disorder, worry and attention to threat: A systematic review[J/OL]. Clinical Psychology Review, 54, 107 – 122. https://doi. org/10/f962qd

Gothe N P, Kramer A F, McAuley E, 2014. The effects of an 8-week Hatha yoga intervention on executive function in older adults[J]. Journals of Gerontology Series A: Biomedical Sciences and Medical Sciences, 69(9), 1109 – 1116.

Grabe H J, Meyer C, Hapke U, et al., 2003. Somatoform Pain Disorder in the General Population[J/OL]. Psychotherapy and Psychosomatics, 72(2), 88 – 94. https://doi. org/10/dqrqz3

Graser J, Stangier U, 2018. Compassion and Loving-Kindness Meditation: An Overview and Prospects for the Application in Clinical Samples[J/OL]. Harvard Review of Psychiatry, 26 (4), 201 – 215. https://doi. org/10. 1097/hrp. 0000000000000192

Guo L, Zhang J, Mu L, et al., 2020. Preventing postpartum depression with mindful self-compassion intervention: a randomized control study[J]. The Journal of nervous and mental disease, 208(2), 101 – 107.

Haase C M, Heckhausen J, Wrosch C, 2013. Developmental regulation across the life span: Toward a new synthesis[J]. Developmental psychology, 49(5), 964.

Haves S C, Strosahl K D, Wilson K G, 2016. 接纳承诺疗法(ACT):正念改变之道.

Hayes S C J B t, 2004. Acceptance and commitment therapy, relational frame theory, and the third wave of behavioral and cognitive therapies. 35(4), 639 – 665.

Hernández D J Q, Barrachina M T M, Fernández I I, et al., 2014. Efectos de un programa de intervención neuropsicológica basado en mindfulness sobre la enfermedad de Alzheimer: ensayo clínico aleatorizado a doble ciego[J/OL]. Revista espanola de geriatria y gerontologia, 49(4), 1 – 8. https://doi. org/10. 1016/j. regg. 2014. 03. 002

Hofmann S G, Sawyer A T, Witt A A, et al., 2010. The effect of mindfulness-based therapy on anxiety and depression: A meta-analytic review[J]. Journal of consulting and clinical psychology,78(2),169.

Hoge E A,Chen M M,Orr E,et la.,2013. Loving-Kindness Meditation practice associated with longer telomeres in women[J]. Brain,behavior,and immunity,32,159－163.

Holvast F,Massoudi B,Oude Voshaar R C,et al.,2017. Non-pharmacological treatment for depressed older patients in primary care:A systematic review and meta-analysis[J]. PloS one,12(9),e0184666.

Hölzel B K,Carmody J,Vangel M,et al.,2011. Mindfulness practice leads to increases in regional brain gray matter density[J]. Psychiatry research:neuroimaging,191(1),36－43.

Hoogenhout E M,de Groot R H,Van der Elst W,et al.,2012. Effects of a comprehensive educational group intervention in older women with cognitive complaints:a randomized controlled trial[J]. Aging & mental health,16(2),135－144.

Huang F Y,Hsu A L,Hsu L M,et al.,2019. Mindfulness improves emotion regulation and executive control on bereaved individuals:An fMRI study[J]. Frontiers in human neuroscience,12,541.

Hutcherson C A,Seppala E M,Gross J J,2008. Loving-kindness meditation increases social connectedness[J]. Emotion,8(5),720.

Im M L,Lee J I,2014. Effects of art and music therapy on depression and cognitive function of the elderly[J]. Technology and Health Care,22(3),453－458.

Imtiaz B,Tolppanen A M,Kivipelto M,et al.,2014. Future directions in Alzheimer's disease from risk factors to prevention[J]. Biochemical pharmacology,88(4),661－670.

Jacobs E E.,Masson R L,Harvill R L,2009. 团体咨询:策略与技巧[M]. 北京:高等教育出版社.

Javanmardi F,Naeimi E,Moatamedi A,2020. The Effectiveness of mindfulness model on improving intimate attitudes and elderly depression[J]. Aging Psychology,6(1),39－52.

Jha A P,Stanley E A,Kiyonaga A,et al.,2010. Examining the protective effects of mindfulness training on working memory capacity and affective experience[J]. Emotion,10(1),54.

Kabat-Zinn J,2003. Mindfulness-Based Interventions in Context:Past,Present,and Future[J/OL]. Clinical Psychology:Science and Practice,10(2),144－156. https://doi. org/10. 1093/clipsy/bpg016

Kabat-Zinn J,2014. 正念:此刻是 枝花[M]. 北京:机械工业出版社.

Kabat-Zinn J,2018. 多舛的生命:正念疗愈帮你抚平压力、疼痛和创伤[M]. 童慧琦,译. 北京:机械工业出版社.

Kabat-Zinn J,Lipworth L,Burney R,1985. The clinical use of mindfulness meditation for the self-regulation of chronic pain[J]. Journal of behavioral medicine, 8(2), 163 – 190.

Kane R A, 1991. Personal autonomy for residents in long-term care: Concepts and issues of measurement[R]. InThe concept and measurement of quality of life in the frail elderly (pp. 315 – 334). Elsevier.

Kirova A M, Bays R B, Lagalwar S, 2015. Working Memory and Executive Function Decline across Normal Aging, Mild Cognitive Impairment, and Alzheimer's Disease[J/OL]. Biomed Research International, 2015, 748212. https://doi. org/10/gb5xhj

Klainin-Yobas P, Kowitlawakul Y, Lopez V, et al. , 2019. The effects of mindfulness and health education programs on the emotional state and cognitive function of elderly individuals with mild cognitive impairment: A randomized controlled trial[J/OL]. J Clin Neurosci, 68, 211 – 217. https://doi. org/10. 1016/j. jocn. 2019. 05. 031

Koch S C, Riege R F, Tisborn K, et al. , 2019. Effects of dance movement therapy and dance on health-related psychological outcomes [J]. A meta-analysis update. Frontiers in psychology, 10, 1806.

Kwon C Y, Lee B, Cheong M J, et al. , 2021. Non-pharmacological treatment for elderly individuals with insomnia: a systematic review and network meta-analysis [J]. Frontiers in psychiatry, 1544.

Larouche E, Hudon C, Goulet S, 2019. Mindfulness mechanisms and psychological effects for aMCI patients: A comparison with psychoeducation[J/OL]. Complement Ther Clin Pract, 34, 93 – 104. https://doi. org/10. 1016/j. ctcp. 2018. 11. 008

Lazar S W, Kerr C E, Wasserman R H, et al. , 2005. Meditation experience is associated with increased cortical thickness[J]. Neuroreport, 16(17), 1893.

Lee S Y, Kang J M, Kim D J, et al, 2020. Cognitive reserve, leisure activity, and neuropsychological profile in the early stage of cognitive decline[J/OL]. Frontiers in Aging Neuroscience, 12. https://doi. org/10. 3389/fnagi. 2020. 590607

Lei X, Sun X, Strauss J, et al. , 2014. Depressive symptoms and SES among the mid-aged and elderly in China: Evidence from the China Health and Retirement Longitudinal Study national baseline[J/OL]. Social Science & Medicine, 120, 224 – 232. https://doi. org/10/f6p7jp

Li X y, Tang Z c, Sun Y, et al. , 2016. White matter degeneration in subjective cognitive decline: a diffusion tensor imaging study[J/OL]. Oncotarget, 7(34), 54405 – 54414. https://doi. org/10/gn3t69

Liao H C, 2015. Department of Health Services Administration[R]. Chung Shan Medical University, and Department of Medical Education, Chung Shan Medical University Hospital.

Lim H W, Saw W Y, Feng L, et al. , 2018. Dataset on gene expression in the elderly after

Mindfulness Awareness Practice or Health Education Program[J/OL]. Data in brief，18，902 – 912. https://doi. org/10. 1016/j. dib. 2018. 03. 086

Linehan M，1993. Skills training manual for treating borderline personality disorder[M]. New York：Guilford press.

Lippelt D P，Hommel B，Colzato L S，2014. Focused attention，open monitoring and loving kindness meditation：effects on attention，conflict monitoring，and creativity – A review [Mini Review]. Frontiers in psychology，5. https://doi. org/10. 3389/fpsyg. 2014. 01083

Lockhart L K，Bookwala J，Fagerlin A，et al. ，2001. Older adults′ attitudes toward death：Links to perceptions of health and concerns about end-of-life issues[J]. OMEGA-Journal of Death and Dying，43(4)，331 – 347.

Lomas T，Ivtzan I，Fu C H，2015. A systematic review of the neurophysiology of mindfulness on EEG oscillations[J]. Neuroscience & Biobehavioral Reviews，57，401 – 410.

MacLean K A，Ferrer E，Aichele S R，et al. ，2010. Intensive meditation training improves perceptual discrimination and sustained attention[J]. Psychological science，21(6)，829 – 839.

McBee L，2008. Mindfulness-based elder care[M]. Springer Pub.

McKay M，Fanning P，Ona P Z，2017. 当情绪遇见心智：应对日常情绪伤害的 10 种策略与方法[M]. 北京：北京联合出版公司.

Missler M，Stroebe M，Geurtsen L，et al. ，2012. Exploring death anxiety among elderly people：A literature review and empirical investigation[J]. OMEGA-Journal of Death and Dying，64(4)，357 – 379.

Morris J C，Storandt M，Miller J P，et al. ，2001. Mild cognitive impairment represents early-stage Alzheimer disease[J]. Archives of neurology，58(3)，397 – 405.

Nasreddine Z S，Phillips N A，Bédirian V，et al. ，2005. The Montreal Cognitive Assessment，MoCA：a brief screening tool for mild cognitive impairment[J]. Journal of the American Geriatrics Society，53(4)，695 – 699.

Neff K，Germer，C，2020. 静观自我关怀[M]. 姜帆，译. 北京：机械工业出版社.

Neff K D，2003. The development and validation of a scale to measure self-compassion[J]. Self and identity，2(3)，223 – 250.

Neff K D，Germer C K，2013. A pilot study and randomized controlled trial of the mindful self - compassion program[J]. Journal of clinical psychology，69(1)，28 – 44.

Nelson J M，2009. Psychology，religion and spirituality[J]. Springer Science & Business Media.

Ngandu T，Lehtisalo J，Solomon A，et al. ，2015. A 2 year multidomain intervention of diet，exercise，cognitive training，and vascular risk monitoring versus control to prevent cognitive decline in at-risk elderly people (FINGER): a randomised controlled trial[J]. The Lancet, 385 (9984), 2255 – 2263.

Nucci M, Mapelli D, Mondini S, 2012. Cognitive Reserve Index questionnaire (CRIq): a new instrument for measuring cognitive reserve[J]. Aging clinical and experimental research, 24 (3), 218 – 226.

Nyandra M, Kartiko B H, Susanto P C, et al. , 2018. Education and training improve quality of life and decrease depression score in elderly population. Education and training improve quality of life and decrease depression score in elderly population[J]. Eurasian Journal of Analytical Chemistry, 13(2).

Orgeta V, Qazi A, Spector A, et al. , 2015. Psychological treatments for depression and anxiety in dementia and mild cognitive impairment: systematic review and meta-analysis[J]. The British Journal of Psychiatry, 207(4), 293 – 298.

Park D C, Bischof G N, 2013. The aging mind: neuroplasticity in response to cognitive training[J]. Dialogues in clinical neuroscience, 15(1), 109.

Peng X, Huang C, Chen L, 2009. Cognitive behavioural therapy and reminiscence techniques for the treatment of depression in the elderly: a systematic review[J]. Journal of International Medical Research, 37(4), 975 – 982.

Perez-Blasco J, Sales A, Meléndez J C, 2016. The effects of mindfulness and self-compassion on improving the capacity to adapt to stress situations in elderly people living in the community[J]. Clinical Gerontologist, 39(2), 90 – 103.

Perrig-Chiello P, Perrig W J, Uebelbacher A, et al. , 2006. Impact of physical and psychological resources on functional autonomy in old age[J]. Psychology, health & medicine, 11(4), 470 – 482.

Pollak S M, Pollak S, Pedulla T, et al. , 2014. Sitting together: Essential skills for mindfulness-based psychotherapy[M]. Guilford Publications.

Pollock M L, Graves J E, Swart D L, et al. , 1994. Exercise training and prescription for the elderly[J]. Southern medical journal, 87(5), S88 – 95.

Prakash R S, De Leon A A, Patterson B, et al. , 2014. Mindfulness and the aging brain: a proposed paradigm shift[J]. Frontiers in aging neuroscience, 6, 120.

Prince M, Wimo A, Guerchet M, et al. , 2015. The global impact of dementia: an analysis of prevalence, incidence, cost and trends[J]. World Alzheimer Report, 2015.

Pruckner N, Holthoff-Detto V, 2017. Antidepressant pharmacotherapy in old-age depression-a review and clinical approach[J/OL]. European Journal of Clinical Pharmacology, 73 (6), 661 – 667. https://doi. org/10/f97vvt

Quintana-Hernandez D J, Miro-Barrachina M T, Ibanez-Fernandez I J, et al., 2016. Mindfulness in the Maintenance of Cognitive Capacities in Alzheimer's Disease: A Randomized Clinical Trial [J/OL]. J Alzheimers Dis, 50(1), 217 – 232. https://doi.org/10.3233/JAD-143009

Ramírez-Barrantes R, Arancibia M, Stojanova J, et al., 2019. Default mode network, meditation and age-associated brain changes: what can we learn from the impact of mental training on well-being as a psychotherapeutic approach? Neural Plasticity.

Rebok G W, Ball K, Guey L T, et al., 2014. Ten-Year Effects of the Advanced Cognitive Training for Independent and Vital Elderly Cognitive Training Trial on Cognition and Everyday Functioning in Older Adults [J/OL]. Journal of the American Geriatrics Society, 62(1), 16 – 24. https://doi.org/https://doi.org/10.1111/jgs.12607

Reijnders J, van Heugten C, van Boxtel M, 2013. Cognitive interventions in healthy older adults and people with mild cognitive impairment: a systematic review [J]. Ageing research reviews, 12(1), 263 – 275.

Reisberg B, Gauthier S, 2008. Current evidence for subjective cognitive impairment (SCI) as the pre-mild cognitive impairment (MCI) stage of subsequently manifest Alzheimer's disease [J]. International Psychogeriatrics, 20(1), 1 – 16.

Rodakowski J, Saghafi E, Butters M A, 2015. Non-pharmacological interventions for adults with mild cognitive impairment and early stage dementia: An updated scoping review [J]. Molecular aspects of medicine, 43, 38 – 53.

Rodriguez Vega B, Melero-Llorente J, Bayon Perez C, et al., 2014. Impact of mindfulness training on attentional control and anger regulation processes for psychotherapists in training [J]. Psychotherapy Research, 24(2), 202 – 213.

Sampaio A, Marques-Aleixo I, Seabra A, et al., 2020. Physical fitness in institutionalized older adults with dementia: association with cognition, functional capacity and quality of life [J]. Aging clinical and experimental research, 1 – 10.

Sateia M J, 2014. International Classification of Sleep Disorders-Third Edition Highlights and Modifications [J/OL]. Chest, 146(5), 1387 – 1394. https://doi.org/10/gdj4fs

Schutte N S, Malouff J M, 2011. Emotional intelligence mediates the relationship between mindfulness and subjective well-being [J]. Personality and individual differences, 50(7), 1116 – 1119.

Segal Z V, 2008. 抑郁症的内观认知疗法 [M]. 刘兴华, 译. 北京: 世界图书出版公司.

Segal Z V, Williams M, Teasdale J, 2018. Mindfulness-based cognitive therapy for depression [M]. Guilford Publications.

Shapiro S L. , Brown K W, Biegel G M, 2007. Teaching self-care to caregivers: Effects of mindfulness-based stress reduction on the mental health of therapists in training[J]. Training and education in professional psychology, 1(2), 105.

Shaurya Prakash R, De Leon A A, Klatt M, et al. , 2013. Mindfulness disposition and default-mode network connectivity in older adults[J]. Social cognitive and affective neuroscience, 8(1), 112 – 117.

Sheikh J I, Yesavage J A, 1986. Geriatric Depression Scale (GDS): recent evidence and development of a shorter version[J]. Clinical Gerontologist: The Journal of Aging and Mental Health.

Shonin E, Van Gordon W, Compare A, et al. , 2015. Buddhist-derived loving-kindness and compassion meditation for the treatment of psychopathology: A systematic review [J]. Mindfulness, 6(5), 1161 – 1180.

Siegel R D, Germer C K, Olendzki A, 2009. Mindfulness: What is it? Where did it come from? [M] InClinical handbook of mindfulness (pp. 17 – 35). Springer.

Simon S S, Yokomizo J E, Bottino C M, 2012. Cognitive intervention in amnestic Mild Cognitive Impairment: a systematic review[J]. Neuroscience & Biobehavioral Reviews, 36(4), 1163 – 1178.

Smart C M, Karr J E, Areshenkoff C N, et al. , 2017. Non-pharmacologic interventions for older adults with subjective cognitive decline: systematic review, meta-analysis and preliminary recommendations[J]. Neuropsychology review, 27(3), 245 – 257.

Smart C M, Segalowitz S J, 2017. Respond, don't react: The influence of mindfulness training on performance monitoring in older adults[J/OL]. Cogn Affect Behav Neurosci, 17(6), 1151 – 1163. https://doi. org/10. 3758/s13415-017 – 0539-3

Smart C M, Segalowitz S J, 2017. Respond, don' t react: The influence of mindfulness training on performance monitoring in older adults. [Randomized Controlled Trial] [J/OL]. Cognitive, affective & behavioral neuroscience, 17(6), 1151 – 1163. https://doi. org/ 10. 3758/s13415-017 – 0539-3

Smart C M, Segalowitz S J, Mulligan B P, et al. , 2016. Mindfulness training for older adults with subjective cognitive decline: results from a pilot randomized controlled trial[J]. Journal of Alzheimer's Disease, 52(2), 757 – 774.

Snitz B E, Weissfeld L A, Cohen A D, et al. , 2015. Subjective Cognitive Complaints, Personality and Brain Amyloid-beta in Cognitively Normal Older Adults[J/OL]. American Journal of Geriatric Psychiatry, 23(9), 985 – 993. https://doi. org/10/f7nv9j

Speake D L, Cowart M E, Pellet K, 1989. Health perceptions and lifestyles of the elderly

[J]. Research in Nursing & Health, 12(2), 93 - 100.

Sperduti M, Makowski D, Piolino P, 2016. The protective role of long-term meditation on the decline of the executive component of attention in aging: a preliminary cross-sectional study [J]. Aging, Neuropsychology and Cognition, 23(6), 691 - 702.

Stahl B, Goldstein E, 2013. 正念生活,减压之道——正念减压工作手册[M]. 南京：江苏美术出版社.

Stanley M A, Wilson N L, Novy D M, et al., 2009. Cognitive behavior therapy for generalized anxiety disorder among older adults in primary care: A randomized clinical trial[J/OL]. JAMA: Journal of the American Medical Association, 301(14), 1460 - 1467. https://doi.org/10/bvpd52

Stein Janine, 2015. Is the Short Form of the Mini-Mental State Examination (MMSE) a better scre...: EBSCOhost.

Strobach T, Karbach J, Strobach, 2016. Cognitive training[M]. Springer.

Susan M Pollak, T P, Ronald D Siegel, 2017. 正念心理治疗师的必备技能[M]. 李丽娟, 译. 北京：中国轻工业出版社.

Swift J K, Callahan J L, Dunn R, et al., 2017. A randomized-controlled crossover trial of mindfulness for student psychotherapists[J]. Training and education in professional psychology, 11(4), 235.

Taitz J L, 2018. 驾驭情绪的力量:7 步终结情绪化饮食[M]. 杭州：浙江人民出版社.

Talarska D, Tobis S, Kotkowiak M, et al., 2018. Determinants of Quality of Life and the Need for Support for the Elderly with Good Physical and Mental Functioning[J/OL]. Medical science monitor : international medical journal of experimental and clinical research, 24, 1604 - 1613. https://doi.org/10.12659/msm.907032

Tam B W H, Lo D R T, Seah D W H, et al., 2017. Developing and validating a localised, self-training mindfulness programme for older Singaporean adults: effects on cognitive functioning and implications for healthcare[J]. Singapore medical journal, 58(3), 126.

Tang Y Y, Hölzel B K, Posner M I, 2015. The neuroscience of mindfulness meditation[J]. Nature Reviews Neuroscience, 16(4), 213 - 225.

Tang Y Y, Ma Y, Wang J, et al., 2007. Short-term meditation training improves attention and self-regulation [J]. Proceedings of the National Academy of Sciences, 104 (43), 17152 - 17156.

Tang Y Y, Posner M I, Rothbart M K, 2014. Meditation improves self-regulation over the life span[J]. Annals of the New York Academy of Sciences, 1307, 104.

Tang Y Y, Tang R, Rothbart M K, et al., 2019. Frontal theta activity and white matter plasticity following mindfulness meditation[J]. Current opinion in psychology，28，294 - 297.

Tastan S，Ayhan H，Kose G，et al.，2019. Analysis of the relationship between the autonomy of Turkish elderly people and their happiness and anxiety-depression status：a cross-sectional study[J]. International Psychogeriatrics，31(12)，1841 - 1842.

Tavares L，Vagos P，Xavier A，2020. The role of self-compassion in the psychological (mal) adjustment of older adults：a scoping review[J]. International Psychogeriatrics，1 - 14.

Teresi J A，Ocepek-Welikson K，Ramirez M，et al.，2020. Evaluation of the measurement properties of the Perceived Stress Scale (PSS) in Hispanic caregivers to patients with Alzheimer's disease and related disorders[J/OL]. International Psychogeriatrics，32(9)，1073 - 1084. https：//doi. org/10. 1017/S1041610220000502

Terry P，2014. 高龄者的咨商与心理治疗：从精神动力观点出发[M]. 台北：心理出版社.

Ursano R J，2018. 心理动力学心理治疗简明指南 短程、间断和长程心理动力学心理治疗的原则和技术. 3 版. 北京：中国轻工业出版社.

Vogt N M，Kerby R L，Dill-McFarland K A，et al.，2017. Gut microbiome alterations in Alzheimer's disease[J/OL]. Scientific Reports，7，13537. https：//doi. org/10/gcgx4f

Wells R E，Yeh G Y，Kerr C E，et al.，2013. Meditation's impact on default mode network and hippocampus in mild cognitive impairment：a pilot study[J/OL]. Neurosci Lett，556，15 - 19. https：//doi. org/10. 1016/j. neulet. 2013. 10. 001

Wetherell J L，Hershey，T，Hickman S，et al.，2017. Mindfulness-based stress reduction for older adults with stress disorders and neurocognitive difficulties：a randomized controlled trial [J]. The Journal of Clinical Psychiatry，78(7).

Williams M，Teasdale J，Segal Z，et al.，2009. 改善情绪的正念疗法[M/OL]. http：//books. google. co. jp/books? id = WfwxQwAACAAJ&dq = intitle：%E6%94%B9%E5%96%84%E6%83%85%E7%BB%AA%E7%9A%84%E6%AD%A3%E5%BF%B5%E7%96%97%E6%B3%95&hl=&cd=1&source=gbs_api

Willis S L，Tennstedt S L，Marsiske M，et al.，2006. Long-term Effects of Cognitive Training on Everyday Functional Outcomes in Older Adults[J/OL]. JAMA，296(23)，2805 - 2814. https：//doi. org/10. 1001/jama. 296. 23. 2805

Wong S Y S，Zhang D X，Li C C K，et al.，2017. Comparing the effects of mindfulness-based cognitive therapy and sleep psycho-education with exercise on chronic insomnia：a randomised controlled trial[J]. Psychotherapy and Psychosomatics，86(4)，241 - 253.

Woods B，O'Philbin L，Farrell E M，et al.，2018. Reminiscence therapy for dementia[J]. Cochrane database of systematic reviews(3).

Yalom I D，2010. 团体心理治疗：理论与实践(5 版)[M]. 北京：中国轻工业出版社.

https://books. google. com. hk/books? id=gQ3ZXwAACAAJ

Yaneva A，Massaldjieva R，Mateva N，et al. ，2019. Assessment of Cognitive Reserve：a pilot study for Bulgarian Population. European Journal of Public Health，29. <Go to ISI>://WOS：000506895305100

Yang L，Zhao Y，Wang Y，et al. ，2015. The Effects of Psychological Stress on Depression [J/OL]. Current Neuropharmacology，13(4)，494－504. https://doi. org/10/gn2zcm

Yang Y W，Hsu K C，Wei C Y，et al. ，2021. Operational determination of subjective cognitive decline，mild cognitive impairment and dementia using sum of boxes of the Clinical Dementia Rating Scale[J/OL]. Frontiers in Aging Neuroscience，13. https://doi. org/10. 3389/fnagi. 2021. 705782

Young L A，Baime M J，2010. Mindfulness-based stress reduction：Effect on emotional distress in older adults[J]. Complementary health practice review，15(2)，59－64.

Zeidan F，Johnson S K，Diamond B J，et al. ，2010. Mindfulness meditation improves cognition：Evidence of brief mental training[J]. Consciousness and cognition，19(2)，597－605.

Zeng X，Chiu C P K，Wang R，et al. ，2015. The effect of loving-kindness meditation on positive emotions：a meta-analytic review [R]. Frontiers in psychology，6. https://doi. org/10. 3389/fpsyg. 2015. 01693

Zhang J，Xu R，Wang B，et al. ，2016. Effects of mindfulness-based therapy for patients with breast cancer：a systematic review and meta-analysis[J]. Complementary therapies in medicine，26，1－10.

Zhang Y，Cai J，An L，et al. ，2017. Does music therapy enhance behavioral and cognitive function in elderly dementia patients? A systematic review and meta-analysis[J]. Ageing research reviews，35，1－11.

Zung W W，1971. A rating instrument for anxiety disorders[J]. Psychosomatics：Journal of Consultation and Liaison Psychiatry.

致　谢

本书是课题组在科研和干预实践中,逐渐探索和总结出的一套适应我国老年人的结构化正念干预方案。

在方案的探索过程中,得到上海剪爱公益发展中心和梅陇镇社区学校的大力支持,在此向两家单位表示衷心感谢!

在干预实践过程中,多位研究生、本科生参与协助实践活动的开展、数据的收集等工作。因为有你们的帮助,才使得我们的干预方案得以圆满完成,为本书的出版奠定了基础,非常感谢你们的支持! 同时,本书的撰写和修订,也得到卞秀雯、陈冠霖和李金猛三位研究生的帮助,感谢你们的付出和努力。

最后,还要由衷感激参加我们正念干预的老年朋友们。您的陪伴与关怀,让本书的方案在实践中得以不断打磨和完善,也让我们在正念的道路上,共同收获了喜悦和成长。

孔丽　陈啸群
2022 年 1 月